W0253923

PROTOPLASMATOLOGIA

HANDBUCH DER PROTOPLASMAFORSCHUNG

HERAUSGEGEBEN VON

L. V. HEILBRUNN UND F. WEBER
PHILADELPHIA GRAZ

BAND XI

VERGLEICHENDE PROTOPLASMATIK

2

PROTOPLASMATISCHE PFLANZENANATOMIE

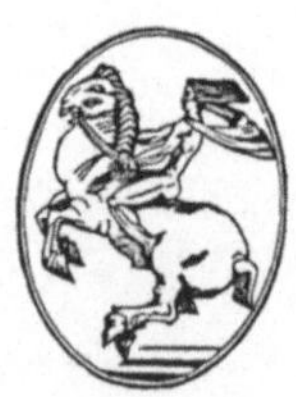

WIEN
SPRINGER-VERLAG
1955

PROTOPLASMATISCHE PFLANZENANATOMIE

VON

LOTTE REUTER
WIEN

MIT 64 TEXTABBILDUNGEN

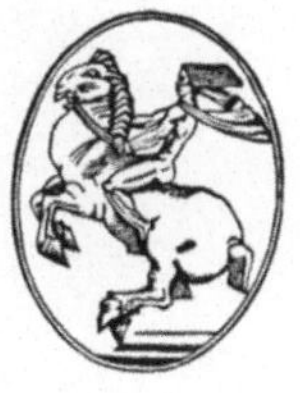

WIEN
SPRINGER-VERLAG
1955

ISBN-13: 978-3-211-80389-9 e-ISBN-13: 978-3-7091-5453-3
DOI: 10.1007/978-3-7091-5453-3

Softcover reprint of the hardcover 1st edition 1955

Protoplasmatologia
XI. Vergleichende Protoplasmatik
2. Protoplasmatische Pflanzenanatomie

Protoplasmatische Pflanzenanatomie

Von

Lotte Reuter
Privatdozent an der Universität Wien
Pflanzenphysiologisches Institut der Universität Wien

Mit 64 Textabbildungen

Inhaltsübersicht

Einleitung

Zwei Entwicklungstendenzen sind es, die in auf- und absteigender Linie die wissenschaftliche Forschung auf ihrem Weg von den ersten Anfängen bis zu ihrer höchsten Entfaltung beherrschen. Einer immer weiter in alle Einzelheiten vorgetriebenen analytischen Betrachtungsweise, die zu einer fortgesetzten Aufspaltung in Teildisziplinen führt, steht eine synthetische Tendenz gegenüber, die versucht, die auf analytischem Wege gewonnenen wissenschaftlichen Ergebnisse in einem gemeinsamen Knotenpunkt wieder zu vereinigen und dadurch eine neue fruchtbare Entwicklungsphase der wissenschaftlichen Forschung einzuleiten.

Die Biologie, die Lehre vom Leben, ist einerseits an das Morphologische oder Gestaltliche, andererseits an das Physiologische oder Gesetzliche (Troll 1941) gebunden.

In bestimmten Zeitabschnitten der geschichtlichen Entwicklung finden wir daher auf dem Gebiet der biologischen Forschung eine deutliche Tendenz zu einer zunehmenden Trennung der beiden Disziplinen — der Morphologie und der Physiologie. Solche Epochen werden dann wieder von anderen Zeitabschnitten abgelöst, in denen der Versuch einer Annäherung und engen Verbindung der beiden Forschungsrichtungen gemacht wurde, wobei unter dem Einfluß der jeweils herrschenden philosophischen Ideen einerseits die morphologische, andererseits die physiologische Richtung keine gleich starke Würdigung finden. In Zeiten des Vorherrschens des mechanistischen Denkens wird vor allem der Physiologie der Vorzug gegeben, während in Zeiten mit stärkerer Betonung vitalistischer Ideen die Morphologie in den Vordergrund tritt. Sind sich doch Physiologie und Mechanismus darin einig, daß sie an einer kausalmechanischen Analyse der Lebensvorgänge festhalten, während Morphologie und Vitalismus über die mechanische Kausalität hinausgreifen (Troll 1941).

Was die Entwicklung des Zweiges der biologischen Forschung, dem die vorliegenden Ausführungen gewidmet sind — die Entwicklung der Pflanzenanatomie —, betrifft, so sehen wir von dem Zeitpunkt an, in dem durch die Erfindung der Vergrößerungsgläser und Mikroskope die Voraussetzung für eine Entwicklung der Zellenlehre gegeben war, zunächst eine ausschließlich morphologische Orientierung der anatomischen Forschung, die dann im 17. Jahrhundert zur klassischen, deskriptiven Pflanzenanatomie, vor allem von Malpighi (1679) und Grew (1682) ausgebaut wurde, wobei das Hauptaugenmerk auf die Kennzeichnung der einzelnen Zellen und Gewebe auf Grund der Eigenschaften ihrer leblosen Zellmembranen gelegt wurde.

Im 18. Jahrhundert wurde die geradlinige Weiterentwicklung der Anatomie vorübergehend dadurch unterbrochen, daß einerseits unter dem Einfluß des großen Systematikers Linné (1735) die anatomischen gegenüber den systematischen Studien ins Hintertreffen kamen, andererseits parallel mit der zunehmenden Entwicklung der Chemie und Physik immer mehr physiologische Fragen an Interesse gewannen.

Mit dem beginnenden 19. Jahrhundert schien eine Neubelebung der anatomischen Forschungen durch die Vorarbeiten eines TREVIRANUS (1802), BRISSEAU-MIRBEL (1808) und DUTROCHET (1838) eingeleitet zu werden durch den Versuch, den herrschenden Bedürfnissen entsprechend eine Abänderung der Definition des Zell- und Gewebebegriffes vorzunehmen. Richtunggebend wurden in diesem Zusammenhang vor allem die Untersuchungen HUGO v. MOHLS (1846) und die Beobachtungen über Strömungserscheinungen an lebendem Protoplasma von CORTI (1774) und TREVIRANUS (1806), die das Augenmerk immer mehr von der leblosen Zellmembran ab- und auf den lebenden Zellinhalt hinlenkten.

Wieweit im 19. Jahrhundert der Zellbegriff eine Änderung erfahren hat, geht daraus hervor, daß wir bei HANSTEIN (1880) bereits die Auffassung finden, daß der einzelne individualisierte Protoplast das wahre morphologische Element des gesamten Organismus ist, während SACHS (1892) im Bewußtsein der Bedeutung der innigen Verbindung von Gestalt und Funktion sich dazu genötigt sah, den Begriff der „Energide" einzuführen, worunter er die Korrelation zwischen Plasma und Kern als Einheit sowohl in morphologischem wie auch in physiologischem Sinne verstand.

In bezug auf die Stellung der einzelnen Zelle im Gesamtorganismus haben im Laufe des 19. Jahrhunderts SCHLEIDEN (1842) und NÄGELI (1853) die Hauptbetonung auf die Individualität der Zelle als Elementarorganismus gelegt, während Hofmeister (1866) bereits die Bedeutung der Zelle als Elementarorgan im Dienste einer höheren individuellen Lebenseinheit erkannte. Durch die Auffassung der Zelle als Elementarorgan wurde den feinen plasmatischen Verbindungsfäden von Zelle zu Zelle, den Plasmodesmen, als Bahnen für die Wirkung von Vereinheitlichungsmechanismen, mit deren Hilfe das einheitliche Verhalten des Gesamtorganismus in den Prozessen des Wachstums und der Gestaltung und der allgemeinen Lebensfunktionen geregelt werden sollte, immer wieder eine besondere Funktion zugesprochen.

Was die Weiterentwicklung der Pflanzenanatomie gegen Ende des 19. und mit dem Beginne des 20. Jahrhunderts anlangt, so hätte die zunehmende Erkenntnis von der Bedeutung des lebenden Inhaltes der Zelle sowohl für ihre Gestalt wie auch für ihre Funktion eine Wiederbelebung der anatomischen Studien erwarten lassen in dem Sinne einer vollkommenen Neuorientierung, wie sie dann erst von WEBER (1929) anläßlich der programmatischen Darstellung seiner „Protoplasmatischen Pflanzenanatomie" gefordert wurde, die dem lebenden Zellinhalt einerseits für die Funktion der einzelnen Zellen, andererseits für die Entstehung der leblosen Zellwandstrukturen entsprechend Rechnung getragen hätte.

Das Bedürfnis, eine engere Verbindung von Morphologie und Physiologie anzubahnen, führte jedoch die anatomischen Studien zunächst in eine vollkommen einseitige Richtung. Die von HABERLANDT (1884) und seiner Schule neu heraufgeführte Blütezeit der anatomischen Untersuchungen machte sich zunächst rein teleologische Gedankengänge zu eigen und richtete ihr Augenmerk zunächst lediglich darauf, die Zweckmäßigkeit bestimmter Strukturen der leblosen Zellmembran im Hinblick auf eine bestimmte Funktion aufzudecken. HABERLANDT (1884) war sich, wie er im Vorwort zur ersten Auflage seiner „Physiologischen Pflanzenanatomie" ausführt, des Mangels einer solchen rein „betriebsphysiologischen Pflanzenanatomie" wohl bewußt und betonte, daß seine „Physiologische Pflanzenanatomie" in Zukunft einer Ergänzung durch eine „entwicklungsphysiologische Pflanzenanatomie" bedürfe.

Diesen Mangel der „Physiologischen Pflanzenanatomie" hat WEBER (1929) zum Ausgangspunkt für seine „Protoplasmatische Pflanzenanatomie" gewählt. Die Pflanzenanatomie hat sich nach WEBER weniger nach teleologischen Gesichtspunkten auszurichten, als sich vielmehr mit der Frage zu befassen, welche Ursachen und Bedingungskomplexe für das Zustandekommen bestimmter Strukturen maßgebend sind. Nicht die tote, starre Zellmembran ist es, die vom Standpunkt der protoplasmatischen Pflanzenanatomie aus in erster Linie Interesse verlangt, sondern vor allem der lebende Zellinhalt, der Protoplast, da durch die Eigenschaften der lebenden Protoplaste die einzelnen Zellen und Gewebe ja oft weit besser charakterisiert werden als durch die Eigenschaften ihrer toten Zellmembranen. WEBER wollte daher die modernen Methoden der Zellphysiologie und die Zellmorphologie in den Dienst der anatomischen Untersuchungen gestellt sehen[1], wobei vor allem zwei Fragenkomplexe in Angriff genommen werden sollten:

1. Sind morphologisch gleichwertige Zellen, d. h. solche, die auf Grund der Ausbildung ihrer toten Zellmembran keine Unterschiede erkennen lassen, auch physiologisch gleichwertig, d. h. in den Eigenschaften ihrer lebenden Protoplasten?

2. Lassen sich Zellen mit bestimmter Funktion nicht nur auf Grund bestimmter Eigenschaften ihrer Zellmembran, sondern auch auf Grund eines bestimmten Verhaltens ihres lebenden Inhaltes charakterisieren?

Bei der Aufstellung des Arbeitsprogrammes der protoplasmatischen Pflanzenanatomie fordert WEBER eine innige Verbindung von mikroskopischer Beobachtung und parallel laufenden Experimenten. Dieser enge Kontakt von Physiologie und Morphologie entspricht dem gegenwärtigen allgemeinen Stand der biologischen Forschung so sehr (TROLL 1951), daß die protoplasmatische Pflanzenanatomie in der Verfolgung ihres Programmes nicht davor zurückscheuen muß, daß gegen sie vielleicht der Vor-

[1] BOGEN (1954) hat jüngst versucht, die beiden Begriffe Zellphysiologie und Protoplasmatik klar gegeneinander abzugrenzen, wobei er zu der folgenden Formulierung kommt: „Wohl ähneln sich Zellphysiologie und Protoplasmatik insofern, als in beiden Fällen geprüft wird, inwieweit die in Rede stehende Reaktion oder Struktur den abgeänderten Versuchsbedingungen folgt, aber der Physiologe setzt definierte Änderungen der Bedingungen, während der Protoplasmatiker die Abhängigkeit der Reaktion von Unterschieden in der Konstitution und Organisation untersucht, von Differenzen also, die ihrerseits noch durchaus erklärungsbedürftig sind. Die Protoplasmatik zielt daher im wesentlichen auf ein Vergleichen bzw. auf ein Herausarbeiten von Unterschieden ab, nicht aber auf eine konsequente Kausalanalyse jedes Einzelfalles."

wurf erhoben werden könnte — wie Weber (1929) ausführte —, daß sie gar keine Anatomie im eigentlichen Sinne sei, sondern vielmehr eine Zellphysiologie.

Literatur

Bogen, H. J., 1954: Zellphysiologie und Protoplasmatik. Fortschritte der Botanik **15**.

Brisseau-Mirbel, 1808: Exposition et défense de ma théorie de l'organisation végétale.

Corti, B., 1774: Osservazioni microscopiche sulla tremella e sulla circulazione del fluido in uno pianta acquajuola. Lucca.

Dutrochet, M., 1838: Ann. des Sci. natur. 2, sér. (Bot.) **9**.

Grew, N., 1682: Anatomy of Plants.

Haberlandt, G., 1884: Physiologische Pflanzenanatomie. 1. Aufl. Leipzig.

Hanstein, J., 1880: Das Protoplasma als Träger der pflanzlichen und tierischen Lebensverrichtungen. Heidelberg.

Hofmeister, W., 1866: Lehre von der Pflanzenzelle.

Linné, C., 1735: Systema naturae.

Malpighi, M., 1679: Anatome Plantarum.

Mohl, H. v., 1846: Über die Saftbewegung im Innern der Zellen. Bot. Ztg. **4**.

Nägeli, C. v., 1853: Systematische Übersicht der Erscheinungen im Pflanzenreiche.

Sachs, J. v., 1892: Physiologische Notizen I, II, III. Flora **75**.

Schleiden, M. J., 1842: Grundzüge der wissenschaftlichen Botanik. Leipzig.

Treviranus, L. Ch., 1802: Biologie oder Philosophie der lebenden Natur.

— 1806: Vom inwendigen Bau der Gewächse und von der Saftbewegung in denselben. Göttingen.

Troll, W., 1941: Gestalt und Urbild. Leipzig.

— 1951: Die protoplasmatische Organisation. Protoplasma **40**.

Weber, Fr., 1929: Protoplasmatische Pflanzenanatomie. Protoplasma **8**.

A. Methoden der protoplasmatischen Pflanzenanatomie

Aus dem Bedürfnis eines innigen Kontaktes zwischen Morphologie und Physiologie folgte für die Methoden der protoplasmatischen Pflanzenanatomie zunächst eine Ausrichtung in doppelter Hinsicht, u. zw. einerseits in eine zellphysiologische Richtung, deren Hauptaufgabe die Aufdeckung der kolloidchemischen Eigenschaften des lebenden Protoplasten darstellt und die dadurch in den submikroskopischen Bereich vorzudringen trachtete, andererseits in eine cytomorphologische Richtung, die ihre Beobachtungen aus dem Bereich der mikroskopischen Größenordnung entnahm. Schon die ersten Arbeiten auf dem Gebiete der protoplasmatischen Pflanzenanatomie haben jedoch die Notwendigkeit aufgezeigt, über den Bereich einerseits der submikroskopischen, andererseits der mikroskopischen Größenordnung hinauszugreifen und den korrelativen Wirkungen, die zwischen den einzelnen Teilen einer lebenden Pflanze in morphologischem wie auch in physiologischem Sinne bestehen, weitgehend Beachtung zu schenken.

I. Zellphysiologische Richtung

Im folgenden sollen jene Methoden der Zellphysiologie und der Protoplasmaforschung kurz gekennzeichnet werden, die bis jetzt in den Dienst der protoplasmatischen Pflanzenanatomie gestellt wurden und die größtenteils eine ausführlichere Behandlung bei Strugger (1949) gefunden haben.

Die zukünftige Entwicklung der protoplasmatischen Pflanzenanatomie hängt jedoch auch weitgehend davon ab (REUTER 1949), inwieweit es gelingt, neue Methoden zu ihren Untersuchungen heranzuziehen. Vor allem die enzymatische Histologie (BERSIN 1939, HOLTER und LINDERSTROM 1940, ENGEL 1947, FLEET 1948, 1952, DUFRÉNOY and PRATT 1948) und auch die moderne Methode der Gewebekultur (GAUTHERET 1942, 1950, WHITE 1943, 1946) scheinen in dieser Hinsicht viel für die Zukunft zu versprechen. Die Methode der fraktionierten Zentrifugierung (WEIER 1952, 1953) verdient in diesem Zusammenhange wohl auch Erwähnung, wenn man auch damit rechnen muß, daß infolge der mechanischen Zertrümmerung des Protoplasten im Cytoplasma Präparationsartefakte mikroskopischer wie auch submikroskopischer Dimensionen entstehen können.

1. Methoden der Viskositätsbestimmung

Daß die Viskosität als besonders feiner Indikator für Änderungen innerhalb kolloidaler Systeme anzusehen ist, wurde schon frühzeitig erkannt und durch die Arbeiten der jüngeren Zeit immer mehr erhärtet (LEHNARTZ 1943). Während sich die älteren Arbeiten über Viskositätsbestimmungen an lebenden Zellen vor allem mit der Frage beschäftigten, welche Struktur dem Plasma oder bestimmten Plasmaderivaten schlechthin zukommt (HEILBRUNN 1928), sucht die protoplasmatische Pflanzenanatomie durch Viskositätsbestimmungen feine Gradunterschiede für physiologisch differente Zellzustände nachzuweisen in dem Maße, als die Ansicht immer mehr an Geltung gewann, daß die plasmatische Struktur mit der Fermentaktivität und dadurch dem Stoffwechsel der Zelle in engem Zusammenhang steht. Wie fein diese Gradabstufungen in der Viskosität des Cytoplasmas sein können, geht aus den Beobachtungen von STÅLFELT (1949) und VIRGIN (1951) über ständige Viskositätsschwankungen im Cytoplasma von *Helodea, Mnium* und *Spirogyra* hervor. Diese Viskositätsschwankungen bewegen sich ständig um einen Mittelwert und zeigen eine deutliche Abhängigkeit von Intensitätsänderungen der Belichtung. Im Cytoplasma sind nach STÅLFELT Regulatoren der Viskosität vorhanden, die diese ständigen Schwankungen auszugleichen trachten.

Bei der Anwendung zahlreicher, für Viskositätsbestimmungen in der Zellphysiologie herangezogenen Methoden — vor allem jener Methoden, die auf dem Fallkörperprinzip beruhen (HEILBRONN 1918, HEILBRUNN 1926, 1928, 1952, MISSBACH 1927, TIMMEL 1927, WEBER 1921, 1924 a, b) oder die Intensität der Brownschen Molekularbewegung (KATO 1933, PEKAREK 1930 a, b, 1931, 1932, 1933 a, b, c, 1935, 1940) bestimmter Zelleinschlüsse zur Viskositätsbestimmung heranziehen — ergaben sich Schwierigkeiten, wenn sie im Rahmen der protoplasmatischen Pflanzenanatomie angewendet werden sollten. Diese Methoden stellen ja besondere Anforderungen an das Objekt in bezug auf das Vorhandensein bestimmter Inhaltskörper innerhalb der betreffenden Zellen, so daß in vielen Fällen ihre Anwendung von vornherein ausgeschlossen ist. Als die Methode, die die geringsten Anforderungen an das Objekt stellt und daher das weiteste Anwendungsgebiet besitzt, hat sich für protoplasma-anatomische Untersuchungen bis jetzt stets die Methode der Plasmolyseform bzw. Plasmolysezeit (Weber 1924 b, 1925 a, 1929 a, Derry 1929) erwiesen. Durch die Unterscheidung der drei Hauptplasmolyseformen — der konvexen, konkaven bis krampfartigen und der eckigen Plasmolyseform bzw. der zahlreichen Übergänge, die zwischen diesen drei Typen bestehen, lassen sich auch feingradige Unterschiede zwischen Plasmen verschiedener Zellen nachweisen. In jüngster Zeit hat Schaefer (1955) den Versuch unternommen, die Methode der Plasmolyseform und -zeit auch quantitativ auszuwerten.

Was die Morphologie der Plasmolyse anlangt, so verdient bei protoplasma-anatomischen Untersuchungen jedoch nicht nur die Plasmolyseform eine besondere Beachtung, sondern — wie Weber (1929 b) zeigen konnte — auch die des negativen bzw. positiven Plasmolyseortes, wobei eine Beeinflussung durch äußere Faktoren, wie Diffusionsrichtung des Plasmolytikums, Beschaffenheit der Kutikula oder Einwirkung des Wundreizes, sorgfältig vermieden werden muß. Wenn auch die inneren Ursachen für das Auftreten des negativen Plasmolyseortes noch keineswegs geklärt sind, so wurden vielfach interessante Vermutungen zu dieser Frage geäußert. Vor allem wurde darauf hingewiesen, daß ein Zusammenhang mit Wachstumsvorgängen der Membran bzw. der physiologischen Polarität der Zelle bestehen dürfte (Gicklhorn 1930, Cholnoky 1931, Gratzy und Weber 1931, Reuter 1952). Gerade diese Hinweise lassen die planmäßige Verfolgung der Lage der Plasmolyseorte in benachbarten Zellen über größere Gewebepartien hin für protoplasma-anatomische Untersuchungen wichtig erscheinen, da sich aus solchen Beobachtungen möglicherweise Schlüsse auf die noch vielfach so ungeklärten korrelativen Beziehungen zwischen einzelnen Zellen ergeben könnten.

2. Methoden der Bestimmung des osmotischen Wertes

In der Zellphysiologie gilt der osmotische Wert seit jeher als ein wichtiges, bestimmte Zelltypen wie auch bestimmte Zellzustände charakterisierendes Merkmal. Für die Bestimmung des osmotischen Wertes wird bei protoplasma-anatomischen Untersuchungen fast ausschließlich die Methode der Grenzplasmolyse (Pfeffer 1877, de Vries 1884, Fitting 1917) verwendet, außerdem noch, wenn es das Objekt zuläßt, die Methode der Berechnung des osmotischen Wertes aus dem Plasmolysegrad (Höfler 1918, 1920).

3. Methoden zur Permeabilitätsbestimmung

Brooks (1942) hat die Bedeutung des Permeabilitätsproblems mit den Worten „The study of permeability might be synonymous with the study of life itself" gekennzeichnet. In seiner Theorie der Ionenaufnahme durch das lebende Plasma hat er versucht, eine Verbindung herzustellen zwischen der Salzpermeation und den Stoffwechselvorgängen der Zelle, eine Verbindung, die schon Osterhout (1926), Brooks (1929), Steward (1933), Lundegårdh und Burnström (1933) u. a. angenommen haben. Brooks sieht in einem rhythmischen Wechsel von Exosmose der Endprodukte des Stoffwechsels, die ihre vorübergehende Bindung an die Proteine des Plasmas aufgeben, und der Endosmose von Salzionen, die ihrerseits an die Proteine des Plasmas gebunden werden, das Wesen der Salzpermeation. Diese Theorie hat mit anderen Theorien der Permeabilität die Grundauffassung gemeinsam, daß die Permeabilität als Ausfluß des aktiven Lebensvorganges der gesamten Zelle aufzufassen ist, wodurch die Bedeutung von Permeabilitätsuntersuchungen zur Kennzeichnung bestimmter physiologischer Zellzustände, wie sie die protoplasmatische Pflanzenanatomie anstrebt, noch stärker unterstrichen wird. Die Methoden, die bis jetzt vor allem in den Dienst der protoplasmatischen Pflanzenanatomie gestellt wurden, sind die folgenden:

1. Die plasmometrische Methode von Höfler (1918), wie sie dann noch weiter in der Form des „Partialverfahrens" und der „Simultanmethode" von Bärlund (1929), Hofmeister (1935), Collander (1949) ausgearbeitet wurde. Die zylindrische Form der Zellen ist allerdings die Voraussetzung zur Anwendung dieser Methode.

2. Die Methode der Deplasmolysezeit von Fitting (1917), die eine Anwendung unabhängig von der Gestalt der betreffenden Zellen zuläßt und, wie Hofmeister (1949) neuerdings zeigen konnte, auch die Bestimmung von Permeationskonstanten und die Ausarbeitung eines Partialverfahrens gestattet. Die Anwendung dieser Methode ist vor allem dann geboten, wenn die Genauigkeit der plasmometrischen Methodik nicht nötig und die Bearbeitung umfangreichen Materials erwünscht ist.

Für die speziellen Verhältnisse, wie sie bei Schließzellen vorliegen, hat Reuter (1943) eine Methode beschrieben, bei der aus der Zunahme der Turgordehnung der Schließzellen Schlüsse auf die Menge der permeierten Substanz gezogen werden.

Was die besonderen Verhältnisse der Durchlässigkeit für Wasser betrifft, so haben Höfler (1930 a, b), Huber und Höfler (1930) eine Methode zur Bestimmung der Wasserpermeabilität auf der Grundlage der Messung der Eintrittsgeschwindigkeit der Plasmolyse ausgearbeitet.

Von den neueren Methoden, die für die Zukunft Erfolg versprechen, kommt wohl vor allem die Methode der Permeabilitätsbestimmung unter Anwendung von radioaktiven Isotopen in Betracht (Hevesy 1948, Kamen 1951, Uber 1950).

4. Methoden der Vitalfärbung

Die Permeation des verwendeten Farbstoffes ist die unerläßliche Voraussetzung für das Auftreten einer Färbung; daher soll die Vitalfärbung im Anschluß an die Permeabilität besprochen werden. Die mit Hilfe von Vitalfärbungen nachgewiesenen Unterschiede zwischen Zelltypen oder besonderen Zellzuständen sind jedoch weniger durch Permeabilitätsunterschiede als vielmehr durch Unterschiede im Speicherungsvermögen der Zellen zu erklären; deshalb sei bei der Behandlung der Methoden der protoplasmatischen Pflanzenanatomie der Vitalfärbung ein eigener Abschnitt gewidmet.

Was das Eindringen des Farbstoffes in die lebende Zelle betrifft, so wurde bisher keine vollkommen einheitliche Theorie gefunden. Die Frage, in welcher Form die Farbstoffe permeieren bzw. intrameieren, ob in Form von Molekülen oder Ionen, wurde lebhaft diskutiert (STRUGGER 1940, 1941 a, HÖFLER 1949).

Diachrome oder Hellfeldfarbstoffe, wie Neutralrot oder Methylenblau, wurden schon frühzeitig zu protoplasma-anatomischen Untersuchungen herangezogen. Durch das Auftreten von elektiven Färbungen haben sie sich als ganz besonders feine Indikatoren zum Nachweis bestimmter Zelltypen — wie Drüsenzellen oder Stomatazellen (BEYER 1929, PEKAREK 1929, WEBER 1930, 1932 a) — oder markanter physiologischer Zellzustände (STRUGGER 1937) erwiesen. Als dann die Methode der Fluorochromierung schrittweise weiter ausgebaut wurde (STRUGGER 1949), wurden mit ihrer Hilfe Ergebnisse erzielt, die diese Methodik geradezu als prädestiniert für Untersuchungen im Rahmen einer protoplasmatischen Pflanzenanatomie erscheinen lassen.

Von ganz besonderer Bedeutung erscheinen für protoplasma-anatomische Fragen die Ergebnisse STRUGGERS (1940, 1941 a, b) bei Vitalfärbung mit Akridinorange. Auf Grund seiner Ergebnisse versuchte STRUGGER eine Gliederung jener Plasmazustände durchzuführen, die mit Hilfe seiner Methodik gekennzeichnet werden können. STRUGGER trifft dabei die folgende Unterscheidung:

1. Der strukturdynamische Zustand des Plasmas, der entweder der Zustand voller oder beschränkter Lebensaktivität sein kann.
2. Der strukturstatische Zustand des Plasmas, wobei die Strukturstatik entweder reversibel oder irreversibel zu denken ist.

Für die protoplasmatische Pflanzenanatomie nicht minder wichtig erscheinen die Ergebnisse HÖFLERS (1947). Auf Grund vergleichender Vitalfärbungsstudien konnte HÖFLER (1947) die Existenz zweier grundsätzlich verschiedener Mechanismen der Zellsaftfärbung aufdecken. In den „vollen" Zellsäften kommt die vitale Färbung durch Löslichkeitsspeicherung unter gleichzeitiger Bindung des endosmierenden Farbstoffes mit zelleigenen Stoffen zustande. In den „leeren" Zellsäften beruht die Zellsaftfärbung auf der Speicherung von Farbkationen. HÄRTEL (1950) hat eine nähere Charakterisierung der „vollen" Zellsäfte im Sinne HÖFLERS versucht. Seiner Ansicht nach ist eine der Teilursachen der vollen Zellsäfte das Vorhandensein von Phloroglukotannoiden.

Eine besondere Erwähnung verdient in diesem Zusammenhang auch die Versuchsmethodik PERNERS (1950), der durch parallel laufende Versuche einerseits mit Akridinorange, andererseits mit Brillantsulfoflavin FF durch Fluorochromierung eine Möglichkeit fand, eine noch schärfere Kennzeichnung von einerseits embryonalen, andererseits ausdifferenzierten Zellen vorzunehmen.

5. Methoden zur Bestimmung des isoelektrischen Punktes

Im Anschluß an die Besprechung der Vitalfärbung sei nur kurz darauf hingewiesen, daß mit Hilfe von Farbstoffen überdies eine Methode zur

Bestimmung des isoelektrischen Punktes von fixierten Zellbestandteilen ausgearbeitet wurde (DRAWERT 1937 a, b, STRUGGER 1940, 1948, NORDMEYER 1947), die von SCHWANTES (1952) mit Erfolg zu protoplasma-anatomischen Untersuchungen herangezogen wurde.

6. Methoden zur Bestimmung der Resistenz

Seit WEBER (1925 b) den Grundsatz aufgestellt hat, daß physiologische Unterschiede zwischen normalerweise identisch erscheinenden Individuen unter ungünstigen Bedingungen besonders leicht erkennbar werden, ist die Reihe der protoplasma-anatomischen Untersuchungen, die sich mit der Feststellung von Resistenzunterschieden von Zellen und Geweben befaßten, nicht abgerissen. Bei diesen Untersuchungen wurde die Widerstandsfähigkeit des Plasmas gegenüber den verschiedensten Angriffen geprüft (BIEBL 1949 a, b). Vielfach interessierte die Wirkung bestimmter chemischer Substanzen, wie Säuren, Basen, Salzen oder Alkohol, auf das Plasma (WEBER 1932 b, c, 1933, SCHINDLER 1938 a, b, REUTER 1941). Es wurde das Verhalten verschiedenen Strahlenarten gegenüber geprüft (BIEBL 1933, 1935, 1940, 1942) oder die Kälte- bzw. Hitzeresistenz wurde zum Gegenstand von Untersuchungen gewählt (DOERING 1933, KESSLER 1935, SAPPER 1935, SCHEIBMAIR 1937, KESSLER und RUHLAND 1938, ILJIN 1938 b). Auch die Frage der Widerstandsfähigkeit gegenüber Austrocknung (ILJIN 1933 a, ETZ 1939) oder das Problem der Hypotonie-Resistenz (WEBER 1933) fand eine genauere Behandlung. BIEBL (1947 a, b, 1949 a, b, 1950) hat in jüngster Zeit einen neuen Weg eingeschlagen, indem er als erster Spurenelemente als Resistenzkriterien verwendete.

Literatur

BÄRLUND, H., 1929: Permeabilitätsstudien an Epidermiszellen von *Rhoeo discolor.* Acta Bot. Fennica **5**.

BERSIN, TH., 1939: Enzymologie. Leipzig.

BEYER, A., 1929: Über Tropfenbildung in den Schließzellen der Spaltöffnungen von *Tradescantia zebrina.* Bot Arch. **26**.

BIEBL, R., 1933: Wirkung der α-Strahlen auf die Zellen des Laubmooses *Bryum capillare.* S.ber. Akad. Wiss. Wien, math.-naturw. Kl., Abt. II a, **142**, 8.

— 1935: Die Wirkung der α-Bestrahlung auf Protoplasma und Chloroplasten. Protoplasma **24**.

— 1940: Weitere Untersuchungen über die Wirkung der α-Strahlung auf die Pflanzenzelle. Protoplasma **35**.

— 1942: Wirkung der UV-Strahlung auf *Allium*-Zellen. Protoplasma **36**.

— 1947 a: Die Resistenz gegen Zink, Bor und Mangan als Mittel zur Kennzeichnung verschiedener pflanzlicher Plasmasorten. S.ber. Akad. Wiss. Wien, math.-naturw. Kl., Abt. I, **155**.

— 1947 b: Über die gegensätzliche Wirkung der Spurenelemente Zink und Bor auf die Blattzellen von *Mnium rostratum.* Öst. Bot. Z. **94**.

— 1949 a: Über die Resistenz pflanzlicher Plasmen. Protoplasma **39**.

— 1949 b: Vergleichende chemische Resistenzstudien an pflanzlichen Plasmen. Über „ökologische" und „konstitutionelle" Resistenzen. Protoplasma **39**.

— 1950: Über die Resistenz pflanzlicher Plasmen gegen Vanadium. Protoplasma **39**.

BROOKS, S. C., 1929: The Accumulation of Ions in Living Cells. A Nonequilibrium Condition. Protoplasma **8**.

— and M. BROOKS, 1942: The Permeability of Living Cells. Berlin.

CHOLNOKY, B. v., 1931: Untersuchungen über den Plasmolyseort der Algenzellen IV. Die Plasmolyse der Gattung *Oedogonium.* Protoplasma **12**.

COLLANDER, R., 1949: The Permeability of Plant Protoplasts to Small Molecules. Physiologia Plantarum **2**.

Collins, W. A., 1931: Giftresistenz verschieden alter *Helodea*-Blätter. Protoplasma **12**.

Derry, E. B., 1929: Plasmolyseform- und Plasmolysezeitstudien. Protoplasma **8**.

Döring, H., 1933: Beiträge zur Frage der Hitzeresistenz pflanzlicher Zellen. Planta **18**.

Drawert, H., 1937 a: Untersuchungen über die pH-Abhängigkeit der Plastidenfärbung mit Säurefuchsin und Toluidinblau in fixierten pflanzlichen Zellen. Flora (Jena) **131**.

— 1937 b: Das Verhalten der einzelnen Zellbestandteile fixierter pflanzlicher Gewebe gegen saure und basische Farbstoffe bei verschiedener Wasserstoffionenkonzentration. Flora (Jena) **132**.

Dufrénoy, J., and R. Pratt, 1948: Histo-physiological localization of the site of reducing activity in stalks of sugar cane. Amer. J. Bot. **35**.

Engel, Chr., 1947: The Distribution of the Enzymes in Resting Cereals I. u. II. Biochim. Biophys. Acta **1**.

Etz, K. H., 1939: Über die Wirkung des Austrocknens auf den Inhalt lebender Pflanzenzellen. Protoplasma **33**.

Fitting, H., 1917: Untersuchungen über isotonische Koeffizienten und ihren Nutzen für Permeabilitätsbestimmungen. Jb. Bot. **57**.

Fleet, D. S. van, 1948: Cortical Patterns and Gradients in Vascular Plants. Amer. J. Bot. **35**.

— 1952: Histochemical Localisation of Enzymes in Vascular Plants. Bot. Rev. **18**.

Gautheret, R. J., 1942: Manuel technique de culture des tissus végétaux. Paris.

— 1950: Le cancer végétal. Endeavour **9**.

Gicklhorn, J., 1930: Plasmolyseorte verschiedener Entwicklungsstadien einer Zelle. Protoplasma **12**.

Gratzy, E., und Fr. Weber, 1931: Plasmolyseort und Membranwachstum. Protoplasma **12**.

Härtel, O., 1950: Gerbstoffe als Ursache „voller Zellsäfte". Protoplasma **40**.

Heilbronn, A. L., 1918: Über Methoden zur Messung der Protoplasma-Viskosität. Ber. dtsch. bot. Ges. **36**.

Heilbrunn, L. V., 1926: The Centrifuge Method of Determining Protoplasmic Viscosity. J. exper. Zool. **43**.

— 1928: The Colloid Chemistry of Protoplasm. Protoplasma-Monogr. I. Berlin.

— 1952: An Outline of General Physiology. 3. Aufl. Philadelphia und London.

Hevesy, G., 1948: Radioactive Indicators. New York.

Höfler, K., 1918: Eine plasmolytisch-volumetrische Methode zur Bestimmung des osmotischen Wertes von Pflanzenzellen. Denkschr. Akad. Wiss. Wien, math.-naturw. Kl. **95**.

— 1920: Ein Schema für die osmotische Leistung der Pflanzenzelle. Ber. dtsch. bot. Ges. **38**.

— 1930 a: Über Eintritts- und Rückgangsgeschwindigkeit der Plasmolyse und eine Methode zur Bestimmung der Wasserpermeabilität des Protoplasten. Jb. Bot. **73**.

— 1930 b: Plamolyseverlauf und Wasserpermeabilität. Protoplasma **12**.

— 1947: Was lehrt die Fluoreszenzmikroskopie von der Plasmapermeabilität und Stoffspeicherung? Mikroskopie **2**.

— 1949: Fluorochromierungsstudien an Pflanzenzellen. Mikroskopie (Beitr. zur Fluoreszenzmikroskopie).

Hofmeister, L., 1935: Vergleichende Untersuchungen über spezifische Permeabilitätsreihen. Bibliotheca Botanica **113**.

— 1949: Über die Permeabilitätsbestimmung nach der Deplasmolysezeit. S.ber. Akad. Wiss. Wien, math.-naturw. Kl., Abt. I, **1/5**.

Holter, H., und K. Linderstrom, 1940: Enzymatische Histochemie. Nord-Weidenhagen. Handbuch der Enzymologie 1, Leipzig.

Huber, B., und K. Höfler, 1930: Die Wasserpermeabilität des Protoplasmas. Jb. Bot. **73**.

Iljin, W. S., 1933 a: Über Absterben der Pflanzengewebe durch Austrocknung und ihre Bewahrung vor dem Trockentod. Protoplasma **19**.

— 1933 b: Über den Kältetod der Pflanzen und seine Ursachen. Protoplasma **20**.

Kamen, 1951: Radioactive Tracers in Biology. 2. Aufl. New York.

Kato, K., 1933: Viscosity Changes in the Cytoplasm During Mitosis as Indicated by Brownian Movement.

Kessler, W., 1935: Über die inneren Ursachen der Kälteresistenz der Pflanzen. Planta **24**.

KESSLER, W., und W. RUHLAND, 1938: Weitere Untersuchungen über die inneren Ursachen der Kälteresistenz. Planta **28**.

LEHNARTZ, E., 1943: Chemische Physiologie. 6. Aufl. Berlin.

LUNDEGÅRDH, H., und H. BURNSTRÖM, 1933: Untersuchungen über die Salzaufnahme der Pflanzen. III. Mitteilung: Quantitative Beziehungen zwischen Atmung und Anionenaufnahme. Biochem. Z. **261**.

MISSBACH, G., 1927: Versuche zur Prüfung der Plasmaviskosität. Protoplasma **3**.

NORDMEYER, N., 1947: Eine neue Methode zur Bestimmung des isoelektrischen Punktes von Bakterien. Zbl. Bakter., Abt. I, Orig. **152**.

OSTERHOUT, W. J. V., 1926: The Behavior of Electrolytes in *Valonia*. Proc. Soc. exper. Biol. a. Med. (Am.) **24**.

PEKAREK, J., 1929: Vitalfärbung von Nektarien. Kolloid-Beihefte **28**.

— 1930 a: Absolute Viskositätsbestimmung mit Hilfe der Brownschen Molekularbewegung I. Protoplasma **10**.

— 1930 b: Absolute Viskositätsmessungen mit Hilfe der Brownschen Molekularbewegung II. Viskositätsbestimmung des Zellsaftes der Epidermiszellen von *Allium Cepa* und des Amöbenprotoplasmas. Protoplasma **11**.

— 1931: Absolute Viskositätsmessungen mit Hilfe der Brownschen Molekularbewegung III. Protoplasma **13**.

— 1932: Absolute Viskositätsmessungen mit Hilfe der Brownschen Molekularbewegung IV. Plasmaviskositätsmessungen an Rhizoiden von *Chara fragilis* Desv. Protoplasma **17**.

— 1933 a: Absolute Viskositätsmessungen mit Hilfe der Brownschen Molekularbewegung V. Plasmolyse und Zellsaftviskosität. Protoplasma **18**.

— 1933 b: Absolute Viskositätsmessungen mit Hilfe der Brownschen Molekularbewegung VI. Der Einfluß der Temperatur auf die Zellsaftviskosität. Protoplasma **20**.

— 1933 c: Absolute Viskositätsmessungen mit Hilfe der Brownschen Molekularbewegung VII. Der Einfluß des Lichtes auf die Zellsaftviskosität. Protoplasma **20**.

— 1935: Absolute Viskositätsmessungen mit Hilfe der Brownschen Molekularbewegung VIII. Die Zellsaftviskosität in ihrer Abhängigkeit von Temperatur und Licht. Protoplasma **24**.

— 1940: Absolute Viskositätsmessungen mit Hilfe der Brownschen Molekularbewegung IX. Die Viskosität des Protoplasmas bei Kappenplasmolyse. Protoplasma **34**.

PERNER, E. S., 1950: Die intravitale Fluorchromierung junger Blätter von *Helodea densa*. Ein Beitrag zur weiteren Erklärung der entwicklungsphysiologisch bedingten Färbegradienten. Protoplasma **39**.

PFEFFER, W., 1877: Osmotische Untersuchungen. Leipzig.

REUTER, L., 1941: Über die Salzresistenz der Epidermiszellen des Blattes von *Pisum sativum*. Protoplasma **35**.

— 1943: Die Harnstoffpermeabilität der Schließzellen. Versuch eines quantitativen Nachweises der Permeabilität der Schließzellen. Protoplasma **37**.

— 1949: Protoplasmatische Pflanzenanatomie. Phyton **1**.

— 1952: A Contribution to the Cell-physiologic Analysis of Growth and Morphogenesis in Fern *Prothallia*. Protoplasma **42**.

SAPPER, J., 1935: Versuche zur Hitzeresistenz der Pflanzen. Planta **23**.

SCHAEFER, G., 1955: Ein Versuch zur quantitativen Auswertung der Plasmolyseform- und Zeitmethode. Protoplasma **44**.

SCHEIBMAIR, G., 1937: Hitzeresistenzstudien an Mooszellen. Protoplasma **29**.

SCHEITTERER, H., und FR. WEBER, 1930: Hypotonie-Tod von Pflanzenzellen. Protoplasma **10**.

SCHINDLER, H., 1938 a: Tötungsart und Absterbebild I. Der Alkalitod der Pflanzenzelle. Protoplasma **30**.

— 1938 b: Tötungsart und Absterbebild II. Der Säuretod der Pflanzenzelle. Protoplasma **30**.

SCHWANTES, H. O., 1952: Färbungsanalytische Untersuchungen zur Lage des isoelektrischen Punktes der Zellbestandteile in wachsenden Zellen und Geweben. Protoplasma **41**.

STÅLFELT, M. G., 1949: The Lability of the Protoplasmic Viscosity. Physiologia Plantarum **2**.

STEWARD, F. C., 1933: The Absorption and Accumulation of Solutes by Living

Cells V. The Effects of Time, Oxygen and Salt Concentration upon Absorption and Respiration by Storage Tissues. Protoplasma **18**.
Strugger, S., 1936: Beiträge zur Analyse der Vitalfärbung mit Neutralrot. Protoplasma **26**.
— 1937: Die Vitalfärbung als gewebsanalytische Untersuchungsmethode. Arch. exper. Zellforsch. **19**.
— 1940: Fluoreszenzmikroskopische Untersuchungen über die Aufnahme und Speicherung des Akridinorange durch lebende und tote Pflanzenzellen. Jena. Z. Naturw. **73**.
— 1941 a: Zellphysiologische Studien mit Fluoreszenzindikatoren I. Basische, zweifarbige Indikatoren. Flora (Jena) **135**.
— 1941 b: Die fluoreszenzmikroskopische Unterscheidung lebender und toter Zellen mit Hilfe der Akridinorangefärbung. Dtsch. tierärztl. Wschr. **49**.
— 1948: Fluoreszenzmikroskopie und Mikrobiologie. Hannover, Schaper.
— 1949: Praktikum der Zell- und Gewebephysiologie der Pflanze. Pflanzenphysiolog. Praktika II. 2. Aufl. Berlin.
Timmel, H., 1927: Zentrifugierungsversuche über die Wirkung chemischer Agenzien, insbesondere des Kaliums auf die Viskosität des Protoplasmas. Protoplasma **3**.
Uber, 1950: Biophysical Research Methods. New York.
Virgin, H. I., 1951: The Effect of Light on the Protoplasmatic Viscosity. Physiologia Plantarum **4**.
Vries, H. de, 1884: Zur plasmolytischen Methodik. Bot. Ztg. **42**.
Weber, Fr., 1921: Zentrifugierungsversuche mit ätherisierten *Spirogyren*. Biochem. Ztg. **126**.
— 1924 a: Methoden der Viskositätsbestimmung des lebendigen Protoplasmas. Abderhalden, Handbuch der biologischen Arbeitsmethoden. Abt. XI, Teil 2.
— 1924 b: Plasmolyseform und Protoplasmaviskosität. Öst. Bot. Z. **73**.
— 1925 a: Über die Beurteilung der Plasmaviskosität nach der Plasmolyseform (Untersuchungen an *Spirogyra*). Z. Mikrosk. **42**.
— 1925 b: Physiologische Ungleichheit bei morphologischer Gleichheit. Öst. Bot. Z. **74**.
— 1929 a: Plasmolysezeitmethode. Protoplasma **5**.
— 1929 b: Plasmolyseort. Protoplasma **7**.
— 1930: Vakuolenkontraktion, Tropfenbildung und Aggregation in Stomata-Zellen. Protoplasma **9**.
— 1932 a: Protoplasmatische Ungleichheit morphologisch gleicher Zellen. Protoplasma **15**.
— 1932 b: Unterschiede in der Säureresistenz der *Helodea*-Blattzellen. Protoplasma **16**.
— 1932 c: Resistenz der Schließzellen gegen Gallensalz-Neutralsalz. Biologia generalis **8**.
— 1933: Alkoholresistenz ungleich alter *Spirogyra*-Zellen. Protoplasma **20**.
— 1953: Hypotonie-Resistenz-Unterschiede von Blütenblättern. Protoplasma **42**.
Weier, T. E., 1952: A Cytological Analysis of Leaf Homogenates. I. Nuclear Contamination and Disorganized Chloroplasts. Amer. J. Bot. **39**.
— 1953: The Cytology of Leaf Homogenates. Protoplasma **42**.
White, Ph. R., 1943: A Handbook of Plant Tissue Culture.
— 1946: Plant Tissue Cultures II. Botan. Rev. **12**.

II. Cytomorphologische Richtung

Wenn wir auch noch weit davon entfernt sind, genaueren Einblick zu haben in die Wechselbeziehungen, die zwischen Veränderungen einerseits im Bereich der submikroskopischen, andererseits jener der mikroskopischen Dimensionen innerhalb der lebenden Zelle bestehen (Frey-Wyssling 1948, 1953, Küster 1951, Marquardt 1952), so hat die protoplasmatische Pflanzenanatomie zur Charakterisierung bestimmter Zelltypen bzw. Zellzustände stets auch cytomorphologische Erscheinungen herangezogen. Vor allem die Auffassung, daß auch in der Topographie bestimmter Zellbestandteile gewisse physiologische Zustände manifest werden (Haberlandt 1887, 1924, Küster 1907, 1951, Senn 1908, Chadefaud 1933 u. a. m.), förderte die cytomorphologische Richtung. Eine umfassende Darstellung der Cytomorphologie, wie sie von KÜSTER (1951) in seiner „Pflanzenzelle“ gegeben wurde, wird wohl auch für die Zukunft für protoplasma-anatomische Untersuchungen eine Fundgrube fruchtbarer Anregungen sein. Was die Morphologie der Zelle anlangt, so verspricht die Methode des Phasenkontrastverfahrens (KÖHLER und LOOS 1941, KÖHLER 1942) auch für Untersuchungen in protoplasma-anatomischer Hinsicht viel für die Zukunft, da es mit ihrer Hilfe möglich sein wird, die lebende Struktur des Plasmas und seiner Derivate noch mehr als bisher zu verfolgen.

Im Rahmen der vorliegenden Ausführungen wollen wir uns darauf beschränken, eine kurze Zusammenfassung jener cytomorphologischen Beobachtungen zu geben, die bis jetzt für protoplasma-anatomische Untersuchungen herangezogen wurden.

1. Das Cytoplasma

Was das Cytoplasma betrifft, so haben sich zur Charakterisierung bestimmter physiologischer Zustände die morphologischen Eigenschaften der sogenannten äußeren und inneren Grenzflächen als besonders kennzeichnend erwiesen.

a) **Äußere Grenzflächen.** Die äußeren Grenzflächen lassen sich nur in den seltensten Fällen an unbehandelten Zellen durch bloße Beobachtung verfolgen; sie lassen sich jedoch bei dem Prozeß der Plasmolyse durch das Auftreten charakteristischer Plasmolyseformbilder um so deutlicher machen (vgl. oben).

b) **Innere Grenzflächen.** Die Gesamtheit der inneren Grenzflächen wird von KÜSTER (1951) als die sogenannte Plasmakonfiguration zusammengefaßt. Diese Cytoplasmakonfiguration hat sich nun als ungemein wechselvoll erwiesen und zeigt deutliche Beziehungen zur Ausbildung der Vakuolen und zur Lage des Zellkernes (HOFMEISTER 1867, WENT 1888, ZIMMERMANN 1922, SCHRÖDTER 1926, BAILEY 1930, DUFRÉNOY 1930, DUBITZKY 1934 u. a. m.). Auf äußere Einwirkungen hin, wie z. B. vor allem auf Änderung der pH des Mediums, reagiert die Cytoplasmakonfiguration mit charakteristischen Veränderungen (STRUGGER 1926, 1928) und ebenso lassen sich Beziehungen zu inneren Faktoren, wie z. B. dem Alter, dem Ernährungszustand oder pathologischen Erscheinungen der Zelle, feststellen (KLEMM 1895, HABERLANDT 1902, DEGEN 1905, ZIMMERMANN 1923, KÜSTER 1925, 1929, 1951, DUFRÉNOY 1928, HOTTES 1929, DUBITZKY 1934). Durch Untersuchungen jüngeren Datums wird immer deutlicher, daß einer mehr oder weniger deutlich ausgeprägten Polarität der Zelle wachsende Beachtung zu schenken ist (BÜNNING 1953), die sich in vielen Fällen auch in der Cytoplasmakonfiguration gleichsinnig äußert (KÜSTER 1951).

2. Der Zellkern

Die Bedeutung, die dem Zellkern im Rahmen einer protoplasmatischen Pflanzenanatomie zukommt, liegt sowohl in seiner Aufgabe für die Zellteilung, Befruchtung und Vererbung als auch in der auf Grund der modernen Untersuchungen mit Hilfe der Methode der fraktionierten Zentrifugierung gewonnenen Ansicht, daß der Zellkern als Sitz von Enzymen (Dounce 1950, Schneider und Hogeboom 1951) für die Stoffwechselvorgänge der Zelle von ausschlaggebender Bedeutung sein dürfte. Wesentlich für die Charakterisierung bestimmter Protoplasten wäre es aber, den vielfach noch hypothetischen korrelativen Wirkungen Rechnung zu tragen, die zwischen Kern und Cytoplasma angenommen werden müssen und als deren sinnfälligster Ausdruck das Zusammenwirken von Genom und Plasmon als gleichbedeutende Teile der genetischen Konstitution gelten muß (Wettstein 1924, 1925, 1928, Ross 1941, Dellingshausen 1943, Caspari 1948, Oehlkers 1952, Marquardt 1952).

a) **Kerngröße.** Schon aus der von Hertwig (1902, 1903) auf Grund eines umfassenden Beobachtungsmaterials aufgestellten Kernplasmarelation geht hervor, daß der Kerngröße bei der Charakterisierung bestimmter Zelltypen eine große Bedeutung beizumessen ist. Hertwig vertrat ja die Ansicht, daß für Zellen bestimmter Art die Kernplasmarelation konstant ist. Küster (1951) führt eine ganze Reihe von Beispielen aus der jüngeren Literatur an, aus denen hervorgeht, daß im Einzelfalle die zahlenmäßige Erfassung der Masse des Protoplasmas einerseits und die des Zellkernes andererseits auf größere Schwierigkeiten stößt (Bělař 1929) und die ursprünglich angenommenen einfachen Zahlenverhältnisse wohl nicht den Tatsachen entsprechen (Wettstein 1924). Aus der älteren Literatur scheint für unsere Betrachtungen die Feststellung von Schwarz (1887) interessant, wonach in allen Geweben die Größe der Kerne erst zunimmt, mit fortschreitender Entwicklung jedoch allmählich verringert wird. Vor allem verdienen jedoch vom Standpunkt einer protoplasmatischen Pflanzenanatomie aus die Beobachtungen von Kiehn (1917), Klieneberger (1917) und Höfer (1928) Erwähnung, aus denen hervorgeht, daß zwischen Spitze und Basis von Blättern Unterschiede hinsichtlich der Kerngröße bestehen, Ergebnisse, die allerdings bis jetzt noch nicht gestatten, allgemeingültige Regeln abzuleiten (Küster 1951). Wie wichtig es ist, die Kernplasmarelation bei der Charakterisierung bestimmter Zelltypen im Auge zu behalten, zeigt die neu sich entwickelnde Endomitoseforschung (Geitler 1948, 1953). Es ist mit Sicherheit anzunehmen, daß viele Probleme der protoplasmatischen Pflanzenanatomie durch die endomitotische Polyploidisierung eine Erklärung finden.

b) **Kernlage.** Auf Haberlandt (1887) geht die Anregung zurück, auf die gesetzmäßige Lage des Zellkernes in bestimmten Zellen zu achten und ihre Beziehung zur Plasmakonfiguration näher zu verfolgen. Haberlandt konnte wiederholt beobachten, daß der Kern an der Stelle lebhafter Membranproduktion liegt und zog daraus die Schlußfolgerung, daß der Kern stets dort zu finden ist, wo er am wirksamsten seinen Einfluß geltend machen kann. Haberlandts Lehre fand viele Anhänger, so daß ein reiches Beobachtungsmaterial zu der Frage der Bedeutung der Kernlage innerhalb der Zelle vorliegt (Lit. bei Küster 1951). Küster (1951) kritisiert jedoch die Auffassung, von der Lage des Kernes auf seine Funktion zu schließen, auf das lebhafteste und vertritt die Ansicht, daß solche Schlußfolgerungen erst dann zulässig wären, wenn durch eine experimentell planmäßig veränderte Lage des Kernes Änderungen in seiner Leistung nachgewiesen wären. KÜSTER (1949) neigt vielmehr zu der Ansicht, daß — vor allem in besonders gestalteten Zellen wie den Schließzellen — die Lage des Zellkernes rein physikalisch zu erklären ist, wogegen BÜNNING (1948) für die Kernlage in erster Linie chemische, von der Zelle ausgehende Wirkungen verantwortlich macht. Für den Einfluß chemischer Wirkungen auf die Lage des Kernes sprechen überdies die vielen Beobachtungen über Traumatotaxis bzw. die übrigen taktischen Verlagerungen des Zellkerns (RITTER 1911, REICHE 1924, TISCHLER 1934 u. a. m.), bei denen sich, wie LOOS (1932) zeigen konnte, sowohl positive wie auch negative Reaktionen nachweisen ließen. Wenn auch bis jetzt die Frage noch nicht entschieden ist, inwieweit die Auffassung berechtigt ist, von der Kernlage Schlüsse auf bestimmte Funktionen des Kernes zu ziehen, so wurde in einer ganzen Reihe von protoplasma-anatomischen Arbeiten neben anderen charakteristischen Merkmalen auch die Kernlage als kennzeichnend für bestimmte Zelltypen beschrieben (KÜSTER 1907, 1951).

c) **Kernform.** Von ganz besonderer Wichtigkeit scheint die Kernform für die Charakterisierung bestimmter Zelltypen zu sein. Während HANSTEIN (1870) aktive Kernformänderungen für möglich hält, haben HABERLANDT (1887) und auch LINSBAUER (1932) die Ansicht vertreten, daß die Protoplasmaströmung wesentlich an der Ausbildung der Kernform beteiligt ist. Auch KÜSTER (1951) neigt zu der Ansicht, daß in vielen Fällen wohl eine unmittelbare Wirkung des Cytoplasmas die Form der Kerne beeinflußt. Von hervorragender Bedeutung für die protoplasmatische Pflanzenanatomie sind die Beobachtungen WEBERS (1925), daß in Schließzellen parallel mit dem Stärke-Zucker-Auf- und -Abbau Änderungen der Kernform vor sich gehen. WEBERS (1925) Beobachtungen ebenso wie die Angaben von DANGEARD (1890) über Kernformänderungen während des Wachstums oder die Feststellung, daß parallel mit pathologischen Veränderungen der Zelle Kernformänderungen auftreten (KÜSTER 1951), legen immer mehr Nachdruck auf die Bedeutung der genauen Beachtung der Kernform bei der Charakterisierung bestimmter Zelltypen im Rahmen von protoplasma-anatomischen Untersuchungen.

d) **Nukleolus.** Ob wir auf dem Standpunkt stehen, daß der Nukleolus ein Kernsekret, eine Art Stoffwechselschlacke, eine wichtige Reservesubstanz des Kernes (KÜSTER 1951) oder einen Fermentspeicher (KONOPKA und ZIEGENSPECK 1929, DANEHL und ZIEGENSPECK 1929, DEMBOWSKI 1930, POSTELMANN 1931 u. a.) darstellt, oder ob ihm Bedeutung für die Eiweißsynthese (CASPERSSON 1950, BRACHET 1952) zukommt, die Ausbildung des Nukleolus verdient im Rahmen einer protoplasmatischen Pflanzenanatomie, soweit es das Objekt zuläßt, eine wesentliche Beachtung. Schon WEBER (1925) und GICKLHORN (1932 b) konnten zeigen, daß das Auftreten von Eiweißkristallen im Zellkern bzw. das Sichtbarwerden des Nukleolus im Zellkern in einer gewissen Abhängigkeit voneinander stehen, und FISCHER (1934) hat auf Grund seiner Beobachtungen über Veränderungen des Nukleolus bei Änderung der Lichtintensität die Ansicht vertreten, daß der rhythmische Größenwechsel, der sich im Laufe des Tages für die Nukleolen feststellen läßt, wohl den rhythmischen Wechsel der Kohlehydratversorgung widerspiegelt. Für die Bedeutung, die der genaueren Beachtung des Nukleolus zukommt, sprechen auch die Beobachtungen Linsbauers (1932) über Vakuolenbildung im Nukleolus von *Mesembryanthemum.*

3. Die Plastiden

Daß in quantitativer Hinsicht Relationen zwischen Kern, Plastiden und Cytoplasma bestehen (Heitz 1922, 1925, Budde 1923, Schratz 1927, Zürn 1937, 1939, Schwemmle und Mitarbeiter 1938, Oehlkers 1940), wurde wiederholt geäußert. Es handelt sich dabei offenbar nicht nur um die Wirkung, die auf dem Umweg über die CO_2-Assimilation erfolgt, sondern z. B. auch um die Feststellung, daß die Ausbildung der Plastiden von der mehr oder weniger starken Geschlossenheit der Chromosomenbindungen abhängt. Neuere chemische Untersuchungen weisen den Chloroplasten eine besondere Bedeutung für die Zelle zu als Sitz der Cytochromoxydase (Ducet und Rosenberg 1951).

a) **Plastidengröße.** Daß bei der Charakterisierung von Zellen die Größe der Plastiden Berücksichtigung verdient, geht schon aus der angeführten Tatsache der Beziehung zum Chromosomenbestand der Zelle hervor und wird überdies noch durch die Annahme begründet, daß parallel mit einer Größenzunahme der Chloroplasten mit einer gesteigerten photosynthetischen Leistung zu rechnen ist.

b) **Plastidenlage und -anordnung.** Die Lage und Verteilung der Plastiden im Lumen der Zelle wurde gleichfalls als wichtiges Charakteristikum für bestimmte Zelltypen erkannt. Haberlandt (1888) beschrieb gewisse Zelltypen mit polarer Anordnung ihrer Chloroplasten, andererseits gibt Haberlandt (1924) für die im Gewebeverband liegenden Assimilationszellen höherer Pflanzen eine gesetzmäßige Lagebeziehung zu den an Interzellularen grenzenden Zellwänden an. Die Lagerung der Plastiden ändert sich bekannterweise unter dem Einfluß verschiedener Umweltsfaktoren und kann auch zur Kennzeichnung bestimmter physiologischer Zustände herangezogen werden, da sie auch in Abhängigkeit vom Entwicklungszustand der Zelle steht. Küster (1951) gibt eine Reihe von Beispielen dafür an, daß mit dem Alter der Zelle eine Änderung in der Lagerung der Plastiden erfolgt, die in vielen Fällen zu einer systrophischen Ballung um den Zellkern führt (Zimmermann 1922, Reuter 1948).

c) **Plastidenform.** Die Formveränderungen der Plastiden waren wiederholt Gegenstand von Untersuchungen. Von den zahlreichen beschriebenen Formänderungen sei nur kurz auf jene hingewiesen, die durch Ausbreitung bzw. Kontraktion der Plastiden zustande kommen und schon von Stahl (1880) behandelt wurden. Außerdem bringt Küster (1951) eine Reihe von Beispielen dafür, daß die Wechselwirkung von Wachstum und Teilung der Plastiden für die Ausbildung ihrer Form von wesentlicher Bedeutung ist. Amöboide Formveränderungen wurden bei den verschiedensten Objekten beschrieben (SCHMITZ 1882, CRATO 1896, SAUVAGEAU 1917, NOLL 1888). Von KÜSTER (1911) und GICKLHORN (1932 a) wurde ausgesprochene Pseudopodienbildung an lebenden Plastiden höherer Pflanzen beobachtet. KÜSTER (1951) spricht von einer „modellierenden" Wirkung verschiedener äußerer und innerer Bedingungen — es sei in diesem Zusammenhang nur auf Strömungsvorgänge innerhalb der Zelle hingewiesen —, und SÜSSENGUTH (1923) hat uns auf Grund seiner Beobachtungen an *Selaginella* gelehrt, die Plastidenform als Charakteristikum bestimmter physiologischer Zellzustände anzusehen.

d) **Chlorophyll- und Stärkegehalt.** Die oft beobachteten Schwankungen im Chlorophyllgehalt ebenso wie die Erscheinung der Metamorphose der Plastiden (SCHIMPER 1883, 1885) und das Auftreten von Intermediärplastiden (ROTHERT 1914) legen den Gedanken nahe, dem Farbstoffgehalt der Plastiden bei der Kennzeichnung von Zellen ein besonderes Augenmerk zu schenken. Solche Beobachtungen erscheinen um so wichtiger, da auch unabhängig von den Außenweltbedingungen der Fall eintreten kann, daß die Plastiden e i n e r Zelle verschiedene Farbtönung aufweisen können (KÜSTER 1951), und daß zwischen den chromatischen Unterschieden und der Lage der Plastiden gesetzmäßige Beziehungen zu bestehen scheinen. Nicht unerwähnt soll in diesem Zusammenhang die Tatsache bleiben, daß die Beziehungen zwischen Größe, Form, Chlorophyllgehalt und Aktivität der Plastiden keineswegs als einfach anzusehen sind, da in vielen Fällen weniger die Größe und die Form der Plastiden Unterschiede erkennen lassen als vielmehr ihre Tätigkeit und ihre Beteiligung am Stärkeaufbau. Vor allem MAIGE (1925, 1926, 1927 a, b) hat Fälle beschrieben, bei denen in ein und derselben Zelle neben aktiven sich auch inaktive Plastiden fanden. Neben dem Stärkegehalt muß selbstverständlich auch — wie aus zahlreichen Hinweisen aus der Literatur hervorgeht — den Pyrenoiden und den Eiweißeinschlüssen bei der Kennzeichnung der Plastiden im Rahmen einer protoplasmatischen Pflanzenanatomie weitgehend Beachtung geschenkt werden (KÜSTER 1951).

4. Die Chondriosomen und Mitochondrien

Daß bis jetzt die Chondriosomen und Mitochondrien bei protoplasmaanatomischen Untersuchungen nur so wenig Beachtung fanden, liegt wohl zum großen Teil in den Schwierigkeiten, sie infolge ihrer großen Empfindlichkeit einer mikroskopischen Beobachtung am lebenden Objekt zugänglich zu machen. Das Phasenkontrastmikroskop scheint allerdings in dieser Hinsicht für die Untersuchungen der Zukunft eine gute Prognose zu stellen. Solche Untersuchungen wären um so dringlicher, als sich auf die Chondriosomen und Mitochondrien neuerdings das Interesse der modernen cytologischen Untersuchungen zu konzentrieren beginnt (LINDBERG und ERNSTER 1954, DANGEARD 1955). Schon die verschiedenen D i f f e r e n z i e r u n g s t h e o r i e n (GUILLIERMOND, MANGENOT und PLANTEFOL 1933) — sei es, daß die Chondriosomen als Vorstufe der Plastiden angesehen wurden oder ihnen als Bildungszentren von fettartigen Tropfen (GUILLIERMOND und

Mangenot 1923), von Anthocyan (Guilliermond 1931, Moreau 1914 a), von Gerbstoffen (Guilliermond 1913) oder von metachromatischen Bestandteilen der Zelle (Moreau 1914 b) Bedeutung beigemessen wurde — haben die Chondriosomen und Mitochondrien als besonders wichtig vor allem für die Stoffwechselvorgänge der Zelle erscheinen lassen. Joyet-Lavergne (1927, 1929, 1932, 1934) hat in ihnen die Redoxfähigkeiten der Zelle lokalisiert, und von anderer Seite wurden sie als der Sitz von Katalysatoren oder Peroxydasen (Guilliermond, Mangenot und Plantefol 1933, Mangenot 1928) angesehen. — Die moderne Auffassung von der lebenden Zelle als ein Gefügesystem von Elementarduplikanten (Darlington 1944, v. Guttenberg 1951, Schmidt 1952, Marquardt 1952, Strugger 1954) entfernt sich mehr und mehr von den Differenzierungstheorien und weist den Chondriosomen als nichtmendelnde Steuerungszentren außerhalb des Kernes im Bereich des Cytoplasmas eine grundlegende Bedeutung zur Durchführung der Stoffwechseltätigkeit der Zelle zu.

5. Die Vakuole

Der enge Zusammenhang, der zwischen Plasmakonfiguration und der Ausbildung der Vakuolen besteht, läßt die Beobachtung auch der rein morphologischen Besonderheiten des Vakuolensystems innerhalb jeder Zelle als besonders charakteristisches Merkmal erscheinen. Die starken Veränderungen, die im Vakuom mit dem Prozeß des Wachstums und der Differenzierung verbunden sind, sind schon länger bekannt (Guilliermond, Mangenot und Plantefol 1933) und ebenso die Erscheinungen, die in Zellen von *Drosera* auf Reizung hin sich im Vakuom vollziehen (Darwin 1876, Åkermann 1917). Auch bei pathologischen Veränderungen können in Zellen, die normalerweise mit einer großen Vakuole ausgestattet sind, zahllose kleine, ja sogar solche von submikroskopischen Dimensionen auftreten (Küster 1951). In weiterer Verfolgung der Versuche von Arends (1925), Linsbauer (1927) und Beyer (1929) hat Weber (1929) in Schließzellen die morphologischen Veränderungen im Vakuom unter der Einwirkung einer schwachen Neutralrotlösung untersucht und dabei zwischen Tropfenbildung, Vakuolenkontraktion und Aggregation unterschieden. Während bei der Tropfenbildung das Volumen der Vakuole unverändert bleibt, ist die Vakuolenkontraktion mit einer starken Verkleinerung der Vakuole verbunden; bei der Aggregation handelt es sich um einen Zerfall der gesamten Vakuole in eine mehr oder weniger große Zahl von Teilen. Wichtig für die Charakterisierung von Zellen oder Zellzuständen sind auch die zahlreichen Fällungserscheinungen, die unter der Einwirkung von Vitalfarbstoffen (vor allem Neutralrot und Methylenblau) erzielt wurden (Weber 1930 u. a.), deren Deutung bis jetzt aber noch recht problematisch erscheint (Gicklhorn und Möschl 1930). Besonderes Interesse verdienen in diesem Zusammenhang die Erscheinungen der Synaerese des Zellsaftes in Blütenblattzellen von *Borraginaceen* nach Verwundung oder mechanischer Beeinflussung (Gicklhorn und Weber 1926, Keil 1930, Weber 1935).

6. Weitere Inhaltskörper

Vom Standpunkt einer protoplasmatischen Pflanzenanatomie aus geht ohne weiteres hervor, daß Zellen, die besondere Inhaltskörper enthalten, wie Ca-Oxalatkristalle, Kieselkörper, Eiweißkristalloide, Eiweißspindeln, Fette, Öle, Zellulosekörner, Zellulin- und Fibrosinkörner oder Mikrosomen der verschiedensten Provenienz, unter anderen morphologisch ähnlich gestalteten Zellen schon durch die entsprechenden Inhaltskörper eine kennzeichnende Sonderstellung einnehmen. GAUTHERET (1942, 1950) erbrachte mit Hilfe der Methode der Gewebekultur den Nachweis, daß spezielle Inhaltsstoffe, wie Chlorophyll, Tannin, Stärke oder Anthocyan, nur nach Stillstand der Mitose produziert werden, ein Befund, der die Bedeutung dieser Inhaltsstoffe zur Charakterisierung bestimmter physiologischer Zellzustände besonders deutlich werden läßt. — Es würde im Rahmen der vorliegenden zusammenfassenden Darstellung zu weit führen, auf die diesbezügliche umfangreiche Literatur (siehe KÜSTER 1951) auch nur in kurzen Zügen einzugehen. Aktuell erscheinen die Untersuchungen jüngsten Datums über mannigfaltige Proteinkörper, die vor allem bei Kakteen nachgewiesen werden konnten (WEBER und KENDA 1952 a, b, WEBER, KENDA und THALER 1952 a, b, WEBER 1953) und die eine außerordentliche Ähnlichkeit mit Virus-Eiweißkörpern besitzen, wie sie von BAWDEN (1950) und ESAU (1941) beschrieben wurden. Der Gedanke, diese Kristalloide, ebenso wie auch protoplasmatische Einschlußkörper mit Virus-Eiweißkörpern bzw. X-bodies in Beziehung zu bringen (ROSENZOPF 1951, WEBER 1953 a, b), eröffnet für die protoplasmatische Pflanzenanatomie eine äußerst interessante Forschungsrichtung (SHEFFIELD 1936, 1939).

Literatur

AKERMANN, A., 1917: Untersuchungen über die Aggregation in den Tentakeln von *Drosera rotundifolia*. Bot. Notiser **145**.

ARENDS, J., 1925: Über den Einfluß chemischer Agenzien auf Stärkegehalt und osmotischen Wert der Spaltöffnungsschließzellen. Planta **1**.

BAILEY, J. W., 1930: The Cambium and its Derivative Tissues V. Z. Zellforsch. **10**.

BAWDEN, 1950: Plant Viruses and Virus Diseases. Waltham, Mass.

BĚLAŘ, A., 1929: Beiträge zur Kausalanalyse der Mitose III. Z. Zellforsch. **10**.

BEYER, A., 1929: Über Tropfenbildung in den Schließzellen der Spaltöffnungen von *Tradescantia zebrina*. Bot. Arch. **26**.

BRACHET, J., 1952: Le Rôle des Acides Nucléiques dans la Vie de la Cellule et de l'Embryon. Actualités Biochim. **16**. Liège et Paris.

BUDDE, H., 1923: Zellvolumen-Zellchloroplastenoberflächenrelation. Beiträge zur Anatomie und Physiologie des Blattes auf Grund volumetrischer Messungen. Bot. Arch. **4**.

BÜNNING, E., 1948: Entwicklungs- und Bewegungsphysiologie der Pflanze. Berlin.

— 1953: Lehrbuch der Pflanzenphysiologie. 2. u. 3. Bd. Entwicklungs- und Bewegungsphysiologie der Pflanze. Berlin.

CASPARI, E., 1948: Cytoplasmic Inheritance. Advances Genet. **2**.

CASPERSSON, T., 1950: Cell Growth and Cell Funktion. New York.

CHADEFAUD, M., 1933: Existence d'une structure infravisible orientée du cytoplasme chez les algues. C. r. Acad. Sc. Paris **196**.

CRATO, E., 1896: Beiträge zur Anatomie und Physiologie des Elementarorganismus. Beitr. Biol. Pfl. **7**.

DANEHL, H., und H. ZIEGENSPECK, 1929: Cytologische Beobachtungen an wachsenden Wedeln von *Ceratozamia*. Mez. Arch. **25**.

DANGEARD, P. A., 1890: Recherches histologiques sur les champignons. Botaniste **2**.

— 1955: Le Chondriome de la cellule végétale. Protoplasmatologia **3**.

Darlington, C. D., 1944: Heredity Development and Infection. Nature **154**, 164.
Darwin, Ch., 1876: Insektenfressende Pflanzen. Stuttgart.
Degen, A., 1905: Untersuchungen über die kontraktile Vakuole und die Wabenstruktur des Protoplasmas. Bot. Ztg. **63**.
Dellingshausen, M., 1943: Zellphysiologische Untersuchungen an *Epilobien* mit genetisch verschiedenen Plasmen. Planta **34**.
Dembowski, J., 1930: Karyologische Studien an Wurzelmeristemen höherer Pflanzen. Bot. Arch. **28**.
Dounce, 1950: In Sumner und Myrbäck: The Enzymes. Vol. 1. New York.
Dubitzky, J., 1934: Protoplasma- und Vakuolenkonfiguration bei *Saprolegnia*. Z. Mikrosk. **51**.
Ducet und Rosenberg, 1951: Bull. Soc. Chim. biol. **33**.
Dufrénoy, J., 1928: Observations sur les modifications pathologiques de la forme des vacuoles des cellules végétales. Ann. epiphyties **14**.
— 1930: Le vacuome des cellules perivasculaires. Protoplasma **11**.
Esau, K., 1941: Inclusions in Guard Cells of Tobacco Affected with Mosaic. Hilgardia **13**.
Fischer, H., 1934: Größenänderungen von Kern und Nukleolus im Blattgewebe. Planta **22**.
Frey-Wyssling, A., 1948: Submicroscopic Morphology of Protoplasm and its Derivates. New York.
— 1953: Submicroscopic Morphology of Protoplasm. Elsevier Publish. Comp. New York.
Gautheret, R. J., 1942: Manuel technique de culture des tissus végétaux.
— 1950: Le cancer végétal. Endeavour **9**.
Geitler, L., 1948: Ergebnisse und Probleme der Endomitoseforschung. Öst. Bot. Ztg. **95**.
— 1953: Endomitose und endomitotische Polyploidisierung. Protoplasmatologia VI. C. Wien.
Gicklhorn, J., 1932 a: Vorübergehende Formveränderungen von Plastiden während der Plasmolyse. Protoplasma **15**.
— 1932 b: Notiz über die Eiweißkristalle im Zellkern der Haare von *Melampyrum nemorosum*. Protoplasma **15**.
— und L. Möschl, 1930: Vitalfärbung und Vakuolenkontraktion an Zellen mit stabilem Plasmaschaum. Protoplasma **9**.
— und Fr. Weber, 1926: Über Vakuolenkontraktion und Plasmolyseform. Protoplasma **1**.
Guilliermond, A., 1913: Sur le rôle du chondriome dans l'éboration des produits de réserve des champignons. C. r. Soc. Bot. **75**.
— 1931: Sur le mode de formation des pigments anthocyaniques dans la fleur d'*Iris germanica*. C. r. Acad. Sc. Paris **193**.
— et G. Mangenot, 1923: Sur l'« Autoplastensekret » et le « Mesecret » d'Arthur Meyer. C. r. Soc. Biol. Paris **89**.
— G. Mangenot et L. Plantefol, 1933: Traité de cytologie végétale. Paris.
Guttenberg, H. v., 1951: Lehrbuch der allgemeinen Botanik.
Haberlandt, G., 1887: Über die Beziehungen zwischen Funktion und Lage des Zellkerns bei den Pflanzen. Jena.
— 1888: Die Chlorophyllkörner der *Selaginellen*. Flora **71**.
— 1902: Kulturversuche mit isolierten Pflanzenzellen. S.ber. Akad. Wiss. Wien, math.-naturw. Kl. **111**.
— 1924: Physiologische Pflanzenanatomie. 6. Aufl. Leipzig.
Hanstein, J., 1870: Bewegungserscheinungen des Zellkerns in ihren Beziehungen zum Protoplasma. S.ber. Niederrhein. Ges. f. Nat. u. Heilk. Bonn.
Heitz, E., 1922: Untersuchungen über die Teilung der Chloroplasten nebst Beobachtungen über Zellgröße und Chromatophorengröße. Diss. Heidelberg.
— 1925: Das Verhalten von Kern und Chloroplasten bei der Regeneration. Z. Zellforsch. usw. **2**.
Henner, J., 1934: Untersuchungen über Spontankontraktion der Vakuolen. Protoplasma **21**.
Hertwig, R., 1902, 1903: Über das Wechselverhältnis von Kern und Protoplasma. S.ber. Ges. Morphol., München.
Höfer, K., 1928: Beiträge zur Karyologie der Moose. Jb. wiss. Bot. **69**.
Hofmeister, W., 1867: Die Lehre von der Pflanzenzelle. Leipzig.
Hottes, Ch. F., 1929: Studies in Experimental Cytology. Plant physiol. **4**.

JOYET-LAVERGNE, PH., 1927: Sur le rôle du chondriome dans le metabolisme cellulaire. C. r. Soc. Biol. **97**.
— 1929: Glutathion et chrondriome. Protoplasma **6**.
— 1932: Sur le pouvoir oxydant du chondriome dans la cellule vivante. C. r. Soc. Biol. **110**.
— 1934: Nouvelles méthodes générales pour la recherche du chondriome des cellules animales et végétales etc. Cellule **43**.
KEIL, R., 1930: Über systolische und diastolische Veränderungen der Vakuole in den Zellen höherer Pflanzen. Protoplasma **10**.
KIEHN, C., 1917: Die Nukleolen von *Galtonia candicans* Decsne. Diss. Marburg.
KLEMM, P., 1895: Desorganisationserscheinungen der Zelle. Jb. wiss. Bot. **28**.
KLIENEBERGER, E., 1917: Über die Größe und die Beschaffenheit der Zellkerne mit besonderer Berücksichtigung der Systematik. Beih. Bot. Zbl., Abt. 1, **35**.
KÖHLER, A., 1942: Das Phasenkontrastverfahren, eine neue Untersuchungsmethode mit dem Mikroskop. Forsch. u. Fschr. **18**.
— und W. LOOS, 1941: Das Phasenkontrastverfahren und seine Anwendung in der Mikroskopie. Naturw. **29**.
KONOPKA, S., und H. ZIEGENSPECK, 1929: Die Kerne des *Drosera*-Tentakels und die Fermentbildung. Protoplasma **7**.
KÜSTER, E., 1907: Über die Beziehungen der Lage des Zellkernes zum Zellenwachstum und Membranbildung. Flora **97**.
— 1911: Über amöboide Formveränderungen der Chromatophoren höherer Pflanzen. Ber. dtsch. bot. Ges. **29**.
— 1925: Pathologische Pflanzenanatomie. 3. Aufl. Jena.
— 1929: Pathologie der Pflanzenzelle I. Berlin.
— 1949: Über die Abhängigkeit der Zellkernlage von der Zellform. Ber. dtsch. bot. Ges. **62**.
— 1951: Die Pflanzenzelle. 2. Aufl. Jena.
LINDBERG and ERNSTER, 1954: Chemistry and Physiology of Mitochondria and Microsomes. Protoplasmatologia **3**.
LINSBAUER, K., 1927: Weitere Beobachtungen an Spaltöffnungen. Planta **3**.
— 1932: Kerne, Nukleolen und Plasmabewegungen in den Blasenzellen von *Mesembryanthemum cristallinum*. S.ber. Akad. Wiss. Wien, math.-naturw. Kl., Abt. I, **141**.
LOOS, W., 1932: Zur Kenntnis der Wundreaktion des pflanzlichen Zellkernes. Protoplasma **14**.
MAIGE, A., 1925: Réaction amylogéne uniloculaire ou pluriloculaire des plastes. C. r. Acad. Sc. Paris **181**.
— 1926: Observations sur l'amylogénèse dans les cotylédones du pois. C. r. Acad. Sc. Paris **183**.
— 1927 a: Remarques au sujet du verdissement des cellules végétales. C. r. Acad. Sc. Paris **185**.
— 1927 b: Observations sur les phénomènes de chloroplastogénèse et de regression plastidale dans les cotylédons de diverses légumineuses. C. r. Acad. Sc. Paris **185**.
MANGENOT, G., 1928: Sur la localisation cytologiques des peroxydases et des oxydases. C. r. Acad. Sc. Paris **186**.
MARQUARDT, H., 1952: Die Natur der Erbträger im Zytoplasma. Ber. dtsch. bot. Ges. **65**.
MOREAU, F., 1914 a: L'origine et les transformation des products anthocyaniques. Bull. soc. bot. France **61**.
— 1914 b: Sur la formation des corpuscules métachromatiques dans les mitochondries granuleuses. C. r. Soc. Biol. **75**.
NOLL, F., 1888: Über das Leuchten der *Schistostega osmundacea* Schimp. Arb. Bot. Inst. Würzburg **3**.
OEHLKERS, FR., 1940: Der Einfluß der Plastiden auf den Ablauf der Meiosis. Naturw. **28**.
— 1952: Neuere Überlegungen zum Problem der außerkaryotischen Vererbung. Z. Vererbgsl. **84**.
POSTELMANN, CH., 1931: Die Zytologie der Drüsenhaare. Bot. Arch. **33**.
REICHE, H., 1924: Über Auslösungen von Zellteilungen durch Injektion von Gewebesäften und Zelltrümmern. Z. Bot. **16**.
REUTER, L., 1948: Zur protoplasmatischen Anatomie des Keimblattes von *Soja hispida*. Öst. Bot. Z. **95**.

RITTER, G., 1911: Über Traumatotaxis und Chemotaxis des Zellkernes. Z. Bot. **3**.

ROSENZOPF, 1951: Sind Eiweißspindeln Virus-Einschlußkörper? Phyton **3**.

ROSS, 1941: Über die Verschiedenheiten des dissimilatorischen Stoffwechsels in reziproken *Epilobien*-Bastarden und die physiologisch-genetische Ursache der reziproken Unterschiede I. Die Aktivität der Peroxydase in reziproken *Epilobium*-Bastarden mit der Sippe. Jena. Abstammungslehre Z. **79**.

ROTHERT, W., 1914: Neue Untersuchungen über Chromoplasten. Bull. Acad. Sc. Cracovie, Sc. math. et nat. sér. B. **1**.

SAUVAGEAU, C., 1917: Sur le mouvement propre des chromatophores. C. r. Acad. Sc. Paris **165**.

SCHIMPER, A. F. W., 1883: Über die Entwicklung der Chlorophyllkörner und Farbkörper. Bot. Ztg. **41**.

— 1885: Untersuchungen über die Chlorophyllkörner und die ihnen homologen Gebilde. Jb. wiss. Bot. **16**.

SCHMIDT, H., 1952: Der Neo-Pleomorphismus in der Mikrobiologie. Ber. dtsch. bot. Ges. **65**.

SCHMITZ, 1882: Die Chromatophoren der Algen. Verh. naturw. Ver. Rheinl. u. Westf. **40**.

SCHNEIDER und HOGEBOOM, 1951: Cancer Research **11**.

SCHRATZ, E., 1927: Über Korrelationen zwischen Zellgröße und Chloroplastenmasse bei Moosen. Jb. wiss. Bot. **66**.

SCHRÖDTER, K., 1926: Zur physiologischen Anatomie der Mittelzelle drüsiger Gebilde. Flora **120**.

SCHWARZ, F., 1887: Beiträge zur Entwicklungsgeschichte des pflanzlichen Zellkernes nach der Teilung. Beitr. Biol. Pfl. **4**.

SCHWEMMLE, B., und Mitarbeiter, 1938: Genetische und zytologische Untersuchungen an *Eu-Oenothera*. Z. Vererbsl. **75**.

SENN, G., 1908: Die Gestalts- und Lageveränderungen der Pflanzen-Chromatophoren. Leipzig.

SHEFFIELD, F. M. L., 1936: The Role of Plasmodesms in the Translocation of Virus. Annals Applied Biol. **23**.

— 1939: Micrurgical Studies on Virus-Infected Plants. Proceed. R. Soc. London, Ser. B **126**.

STAHL, E., 1880: Über den Einfluß von Richtung und Stärke der Beleuchtung auf einige Bewegungserscheinungen im Pflanzenreich. Bot. Ztg. **38**.

STRUGGER, S., 1926: Untersuchungen über den Einfluß der Wasserstoffionen auf das Protoplasma der Wurzelhaare von *Hordeum vulgare* L. S.ber. Akad. Wiss. Wien, math.-naturw. Kl., Abt. I, **135**.

— 1928: Untersuchungen über den Einfluß der Wasserstoffionen auf das Protoplasma der Wurzelhaare von *Hordeum vulgare* L. S.ber. Akad. Wiss. Wien, math.-naturw. Kl., Abt. I, **137**.

— 1949: Praktikum der Zell- und Gewebephysiologie der Pflanze. Pflanzenphysiologische Praktika II. 2. Aufl. Berlin.

— 1954: Die Proplastiden in den jungen Blättern von *Agapanthus umbellatus* L'Hérit., Protoplasma **43**.

SÜSSENGUTH, K., 1923: Über den tagesperiodischen Farbwechsel von *Selaginella serpens*. Spring. Biol. Zbl. **43**.

TISCHLER, G., 1934: Allgemeine Pflanzenkaryologie. 1. u. 2. Aufl. LINSBAUERS Handb. d. Pflanzenanat. Bd. I, 2. Berlin.

WEBER, FR., 1925: Der Zellkern der Schließzellen. Planta **1**.

— 1929: Vakuolenkontraktion, Tropfenbildung und Aggregation. Protoplasma **9**.

— 1930: Vakuolenkontraktion vital gefärbter *Elodea*-Zellen. Protoplasma **9**.

— 1935: Vakuolenkontraktion der *Borraginaceen*-Blütenzellen als Synärese. Protoplasma **22**.

— 1953 a: Eiweißspindeln (Viruskörper) in vergilbenden *Pereskia*-Blättern. Öst. Bot. Z. **100**.

— 1953 b: Sind alle Pflanzen mit Cytoplasma-Eiweißspindeln Virusträger? Phyton **5**.

— 1954: Eiweißkristalle in *Lilium Henryi*. Phyton **5**.

— und G. KENDA, 1952 a: *Cactaceen*-Virus-Eiweißspindeln. Protoplasma **41**.

— — 1952 b: Die Viruskörper von *Opuntia subulata*. Protoplasma **41**.

— — und I. THALER, 1952 a: Viruskörper in Kakteen-Zellen. Protoplasma **41**.

— — — 1952 b: Eiweißspindeln und cytoplasmatische Einschlußkörper in *Pereskiopsis*. Protoplasma **42**.

Went, F. A. F. C., 1888: Die Vermehrung der normalen Vakuolen durch Teilung. Jb. wiss. Bot. **19**.
Wettstein, F. v. 1924: Morphologie und Physiologie des Formwechsels der Moose auf genetischer Grundlage I. Z. Abstamm.lehre **33**.
— 1925: Genetische Untersuchungen an Moosen. Bibl. gen. **1**.
— 1928: Morphologie und Physiologie des Formwechsels der Moose auf genetischer Grundlage II. Bibl. gen. **10**.
Zimmermann, A., 1922: Die *Cucurbitaceen*. Jena.
— 1923: Zytologische Untersuchungen an *Sphacelaria fusca* Ag. Z. Bot. **15**.
Zürn, K., 1937: Die Bedeutung der Plastiden für den Ablauf der Meiosis. Untersuchungen zur Physiologie der Meiosis IX. Jb. wiss. Bot. **85**.
— 1939: Untersuchungen zur Physiologie der Meiosis X. Neue Beiträge zur Kenntnis des Einflusses der Plastiden. Z. Bot. **34**.

III. Korrelative Wirkungen

Es war der Begriff des physiologischen Gradienten, der schon durch die ersten Arbeiten auf dem Gebiet der protoplasmatischen Pflanzenanatomie so bedeutungsvoll wurde (Child 1928, 1941, Huxley 1924, Huxley und de Beer 1934, Weber 1929, Gratzy-Wardengg 1928, Moder 1932, Meindl 1934, Esteřák 1935, Mender 1938, Reuter 1941 u. a. m.). Daß die einzelne Zelle nicht nur als Individualität anzusehen ist, sondern auch als integrierender Bestandteil eines Gewebes oder ganzen Organs — sowohl in morphologischer wie auch in physiologischer Hinsicht —, war ohne weiteres ersichtlich. Die in jedem einzelnen Fall sich neuerdings ergebende Schwierigkeit liegt jedoch darin, die Grenze zwischen den Funktionen als Elementarorgan bzw. als Elementarorganismus klar zu ziehen, die starke individuelle Unterschiede von Zelle zu Zelle aufweist. Die Auffassung von der zellulären Kontinuität innerhalb eines lebenden Organismus wurde auch in jüngster Zeit neuerdings durch die Forschungsrichtung, wie sie von Sinnott und Bloch (1945, 1946) eingeschlagen wurde, zum Gegenstand lebhaften Interesses. Sinnott und Bloch schufen den Terminus „Cytoplasmic pattern" und vertreten die Auffassung, daß „the essence of histological differentiation both in the normal process of development and in regeneration is an establishment of such intercellular patterns or fields in the cytoplasm of groups of contiguous cells".

Was die Natur dieses Korrelationsfeldes betrifft, so sei auf die zusammenfassende Darstellung von Prat (1948, 1951) verwiesen, der nachdrücklich betont, daß wir folgende Gradienten innerhalb der lebenden Pflanze zu unterscheiden haben:

1. **Chemisch-physikalische Gradienten,** die sich auf Eigenschaften, wie Temperatur, osmotischer Druck, Wasserstoffionenkonzentration, Konzentration von Wasser, Glukose und anderen chemischen Substanzen etc., beziehen (Colin 1916, 1917, Ursprung und Blum 1923, Gustafson 1924, Priestley 1928, 1930, Chaze 1932, Lund 1929, 1930, 1947, Blinks 1934, Gibbs 1930, van Fleet 1942 a, b, 1943, Prat 1944).

2. **Physiologische Gradienten,** die eine Folge der graduell unterschiedlichen Funktion, wie etwa der Atmung, der Photosynthese, der Wachstumsgeschwindigkeit, dem Verhalten Reizen gegenüber etc., darstellen (Bonner und Thimann 1934, David 1936, 1940, van Fleet 1942 a, b, 1943, Prat 1944).

3. **Anatomisch-histologische Gradienten,** die sich in den strukturellen graduellen Unterschieden äußern.

Das Kernproblem, das auch hier vorläufig nur Hypothesen und Vermutungen zugänglich ist — Prat (1948, 1951) versuchte ein Schema der Wechselbeziehung der drei Gradientensysteme zu geben —, ist die Frage, welche dieser Gradienten als die primären und welche als sekundär anzusehen sind. Die Frage nach der Wechselwirkung zwischen Morphe und physiologischer Leistung gewinnt auch hier neuerlich zentrale Bedeutung. Eine klare Entscheidung, welche Faktoren als die Ursachen und welche als die Wirkungen anzusehen sind, kann vorläufig nicht getroffen werden. Es ist zu hoffen, daß mehr Klarheit in diese Frage Untersuchungen bringen könnten, die von der Auffassung ihren Ausgang nehmen, daß das Wesen der histologischen Differenzierung in der schrittweisen Ausbildung solcher Gradienten zu sehen ist und die daher das Problem von der entwicklungsphysiologischen Seite in Angriff nehmen.

Für die protoplasmatische Pflanzenanatomie stellen einen Vorstoß in dieser Richtung vielleicht die Untersuchungen von Reuter (1952) an Farnprothallien und die von Schwantes (1952) an Pilzmycelien dar. In beiden Untersuchungen findet der von Bünning (1953) als so wichtig für die Differenzierung erkannte Begriff der Polarität der Einzelzelle eine Bestätigung. Bünning (1953) betont mit Nachdruck, daß in jeder normalen embryonalen Zelle ein polaritätsbedingtes stoffliches Gefälle besteht und jede Wand die Zelle in zwei ungleiche Hälften teilt, wenn sie senkrecht zu diesem Gefälle angelegt wird. Auch Küster (1951) widmet dem Polaritätsproblem in der Neuauflage seiner „Pflanzenzelle" einen breiteren Raum, indem er darauf hinweist, daß schon durch das Phänomen der Teilung und Querwandbildung vielleicht allen Zellen eine Polarität verliehen wird — bezogen auf eine Achse, die senkrecht zur Kernteilungsebene oder Querwand steht. Küster (1951) räumt allerdings ein, daß diese hypothetischen Plasmaunterschiede für den Zellmorphologen oft nicht wahrnehmbar sind und sich nur aus dem physiologischen Verhalten der Zellen, z. B. ihren Wachstumsleistungen, erschließen lassen.

Die Versuche Reuters (1952), bei denen die Entwicklung von Farnprothallien vom Standpunkt einer protoplasma-physiologischen Kennzeichnung der einzelnen Zellen verfolgt wurde, zeigten, daß neben den das gesamte Farnprothallium beherrschenden Gradienten auch solche innerhalb jeder einzelnen Zelle bestehen, die sich in der Polarität der Zellen äußern. Diese Polarität ist besonders deutlich in jungen, noch wachsenden Zellen und besteht hier in einer Differenzierung in ein embryonales Plasma am apikalen Ende der Zelle und ein somatisches Plasma an der Basis der Zelle, wobei unter embryonalem Zustand ein indifferenter Zustand des Plasmas verstanden werden muß, während der somatische Zustand ein Zustand der Aktivität ist, d. h. daß das Plasma in qualitativer und quantitativer Hinsicht auf eine mehr oder weniger bestimmte Gruppe von Arbeitsleistungen eingestellt ist. Auch schon die Beobachtungen Nolls (1903) haben an *Siphoneen* gleichfalls das Auftreten eines embryonalen Zustandes in einem Teil des Protoplasten festgestellt. Noll (1903) hat auf Grund seiner Beobachtungen an *Siphoneen* von einer Rhythmik der morphogenen Tätigkeit gesprochen.

Was den Differenzierungsprozeß der einzelnen Zellen im Laufe der Entwicklung des gesamten Prothalliums anlangt, so vertritt Reuter (1952) die Ansicht, daß die zellulären Gradienten immer weniger ausgesprochen werden in dem Maße, als bestimmte zellphysiologische Eigenschaften, die für differenzierte Zellen kennzeichnend sind, erworben werden. Zur Differenzierungsfrage hat sich schon Goebel (1902) in der Weise geäußert, daß das Wesen der fortschreitenden Differenzierung dadurch zu kennzeichnen ist, daß die somatischen Zellen embryonale Zellen sind, welche in gewissem Sinne „inkrustiert" wurden, d. h. zusätzliche Eigenschaften erworben haben, die ihnen ihren charakteristischen Stempel aufdrückten. Die Abnahme der Entwicklungspotenzen ist nach dieser Ansicht Goebels nicht durch ihre vollständige Aufhebung begründet, sondern beruht nur auf der Tatsache, daß die Möglichkeit zu ihrer weiteren Entwicklung latent geworden ist, eine Auffassung, die, wie Linsbauer (1926) zeigte, von besonderer Bedeutung für das Verständnis des Regenerationsprozesses ist.

Alle diese Hinweise bezüglich des Differenzierungsgeschehens sprechen dafür, daß sich für die protoplasmatische Pflanzenanatomie als Arbeitshypothese die Annahme ergibt, daß jeder Zelle im vielzelligen Organismus eine dreifache Stellung zukommt. Werden die schon von Linsbauer (1925) geäußerten Gedankengänge zur Grundlage gewählt, dann läßt sich der Entwicklungsprozeß, der zu einer ausdifferenzierten Zelle führt, in die drei folgenden Teilprozesse gliedern:

1. ein cytologischer oder zellulärer Entwicklungsprozeß, der den Entwicklungsablauf einer einzelnen Zelle unabhängig von der Beeinflussung durch ihre Nachbarzellen darstellt,

2. ein histogener Entwicklungsprozeß, unter dem der Differenzierungsvorgang auf eine bestimmte Funktion hin im Dienste einer höheren Einheit verstanden wird,

3. ein organogener Entwicklungsprozeß, der die Ausbildung des äußerst komplizierten Korrelationsfeldes eines ganzen Organs umfaßt.

Es wird eine Hauptaufgabe der protoplasmatischen Pflanzenanatomie in Zukunft sein, zu versuchen, jeden dieser drei Teilprozesse getrennt in seinem Verlauf zu charakterisieren. Da in den meisten Fällen jedoch die zellulären, histogenen und organogenen Entwicklungsprozesse synchron verlaufen und daher miteinander innig verwoben sind, wird die Durchführung dieser Aufgabe weitgehend von der Wahl des betreffenden Objektes abhängen.

Zur Behandlung der Frage nach dem zellulären Entwicklungsprozeß werden sich nur Zellen eignen, bei denen korrelative Wirkungen möglichst ausgeschlossen sind. Selbst in dem Falle des beliebten Objektes für zellphysiologische Untersuchungen, im Falle der Zellen von *Spirogyra*, müssen wir mit einer gegenseitigen Beeinflussung der Zellen rechnen.

Handelt es sich um die Verfolgung des histogenen Entwicklungsprozesses, so wird eine parallel verlaufende Untersuchung von

Gewebezellen einerseits im aktiven Zustand ihrer Funktion, andererseits nach einem ontogenetischen bzw. phylogenetischen Funktionsverlust wichtige Aufschlüsse über die charakteristischen Merkmale dieses Entwicklungsprozesses geben. Erwünscht wären in diesem Zusammenhang selbstverständlich vergleichende protoplasma-anatomische Untersuchungen zur Frage des Verhaltens homologer bzw. analoger Organe.

Die Aufdeckung des organogenen Entwicklungsprozesses, der wohl am schwersten einer Untersuchung zugänglich ist, erfordert zunächst Einblick in die Beziehungen, die zwischen der Ausbildung der protoplasma-physiologischen Gradienten und den Formverhältnissen, vor allem den Symmetrieverhältnissen des betreffenden Organs bestehen. Nach Sinnott, Dunn und Dobzhansky (1950) ist es in erster Linie das Verhältnis von der Länge zur Breite eines Organs, das durch die genetische Konstitution bestimmt wird. Von ausschlaggebender Bedeutung ist die Frage, welche äußeren bzw. inneren Faktoren die Orientierung der Zellwände verursachen, die allerdings nach den genannten Autoren als eine Folge der Zellpolarität anzusehen ist. „Experiments indicate that it is this ratio between length and breadth of an organ rather than any particular ratio between dimensions that is genically controlled... Such differences in dimensional growth occur primarily during the period of cell division and are related to constant differences in the plane in which the cells divide. This in turn is evidently one manifestation of cell polarity. The genic control of shape in such cases therefore seems to be exercised through a control of cell polarity. The genic mechanism by which they are controlled are far from clear, hormone actions, differences in electrical potential and various other means for producing inequalities in growth have been suggested but without proof."

Im folgenden soll der Versuch gemacht werden, den gegenwärtigen Stand der protoplasmatischen Pflanzenanatomie bereits von dem dreifachen Aspekt — der zellulären, histogenen und organogenen Prozesse — aus darzustellen, wenn wir uns auch bewußt sind, daß es erst der Zukunft vorbehalten ist, noch viele Lücken, die sich auf dem Gebiet der protoplasmatischen Pflanzenanatomie finden, durch neuerliche Untersuchungen zu schließen.

Literatur

Blinks, L. R., 1934: Protoplasmic Potentials in *Halicystis.* J. gen. Physiol. (Am.) **18.**

Bonner, J., and K. V. Thimann, 1934: Studies on the Growth Hormones of Plants. J. gen. Physiol. (Am.) **18.**

Bünning, E., 1953: Lehrbuch der Pflanzenphysiologie. 2. u. 3. Bd. Entwicklungs- und Bewegungsphysiologie der Pflanze. Berlin.

Chaze, J., 1932: Contribution à l'étude biologique des alcaloides du tabac. Ann. Sci. Nat. Bot. **14.**

Child, C. M., 1928: The Physiological Gradients. Protoplasma **5.**

— 1941: Patterns and Problems of Development.

Colin, 1916: La saccharose dans la betterave. Formation et disparition. Rev. gén. Bot. **28.**

— 1917: La saccharose dans la betterave. Formation et disparition. Rev. gén. Bot. **29.**

DAVID, 1936: L'influence des températures élevées sur la vitalité des graines oléagineuses. Thèse Fac. Sc., Marseille.
— 1940: Sur la résistance des semences aux hautes températures. Rev. Sc. **78**.

ESTEŘÁK, K. B., 1935: Resistenz-Gradienten in *Elodea*-Blättern. Protoplasma **23**.

FLEET, D. S. VAN, 1942 a: The Development and Distribution of the Endodermis and an Associated Oxidase System in Monocotyledonous Plants. Amer. J. Bot. **29**.
— 1942 b: The Significance of Oxidation in the Endodermis. Amer. J. Bot. **29**.
— 1943: The Enzymatic and Vitagen Properties of Unsaturated Fats as they Influence the Differentation of Certain Plant Tissues. Amer. J. Bot. **30**.

GIBBS, R. D., 1930: Sinkage Studies: The Seasonal Distribution of Water and Gas in Trees. Canad. J. Res. **2**.

GOEBEL, K, 1902: Über Regeneration im Pflanzenreich. Biol. Zbl. **22**.

GRATZY-WARDENGG, E., 1928: Osmotische Untersuchungen an Farnprothallien. Planta **7**.

GUSTAFSON, F., 1924: Hydrogen-Ion Concentration Gradients in Plants. Amer. J. Bot. **11**.

HUXLEY, J. S., 1924: Constant Differential Growth Ratios and Their Significance. Nature **114**.
— and DE BEER, 1934: Elements of Experimental Embryology.

KÜSTER, E., 1951: Die Pflanzenzelle. Jena.

LEONARD, 1939: Translocation of Carbohydrates in the Sugar Beet. Pl. Physiol. **14**.

LINSBAUER, K., 1925: Rückdifferenzierung als Voraussetzung ontogenetischer Entwicklung. Flora (N. F.) **18—19**.
— 1926: Über Regeneration der Farnprothallien und die Frage der „Teilungsstoffe". Biol. Zbl. **46**.

LUND, E. J., 1929—1930: Electrical Polarity in the Douglas Fir. Publ. Puget Sound. Biol. Stat. **7**.
— 1947: Bioelectric Fields and Growth. Austin. The University Texas Press.

MEINDL, T., 1934: Weitere Beiträge zur protoplasmatischen Anatomie des *Helodea*-Blattes. Protoplasma **21**.

MENDER, C., 1938: Protoplasmatische Anatomie des Laubmooses *Bryum capillare* I. Protoplasma **30**.

MODER A., 1932: Beiträge zur protoplasmatischen Anatomie des *Helodea*-Blattes. Protoplasma **16**.

NOLL, FR., 1903: Beobachtungen und Betrachtungen über embryonale Substanz. Biol. Zbl. **23**.

PRAT, H., 1944: Remarques sur le gradient de résistance à la chaleur manifesté par les germes de pomme de terre. C. r. Soc. Biol. **138**.
— 1948: Histo-physiological Gradients and Plant Organogenesis. Bot. Rev. **14**.
— 1951: Histo-physiological Gradients and Plant Organogenesis (Part II). Bot. Rev. **17**.

PRIESTLEY, J. H., 1928: The Meristematic Tissue of the Plant. Biol. Rev. **3**.
— 1930: Studies in the Physiology of Cambial Activity. New. Phytol. **29**.

REUTER, L., 1941: Über die Salzresistenz der Epidermiszellen des Blattes von *Pisum sativum*. Ein Beitrag zur protoplasmatischen Anatomie. Protoplasma **35**.
— 1952: A Contribution to the Cell-physiologic Analysis of Growth and Morphogenesis in Fern Prothallia. Protoplasma **42**.

SCHWANTES, H. O., 1952: Färbungsanalytische Untersuchungen zur Lage des isoelektrischen Punktes der Zellbestandteile in wachsenden Zellen und Geweben. Protoplasma **41**.

SINNOTT, E. W., and R. BLOCH, 1945: The Cytoplasmic Basis of Intercellular Patterns in a Vascular Differentiation. Amer. J. Bot. **32**.
— — 1946: Comparative Differentiation in the Air Roots of *Monstera deliciosa*. Amer J. Bot. **33**.
— DUNN and TH. DOBZHANSKY, 1950: Principles of Genetics. McGraw Hill Book Company. New York.

URSPRUNG, A., und G. BLUM, 1923: Zur Kenntnis der Saugkraft. Ber. dtsch. bot. Ges. **41**.

WEBER, FR., 1929: Protoplasmatische Pflanzenanatomie. Protoplasma **8**.

B. Ergebnisse der protoplasmatischen Pflanzenanatomie

I. Protoplasmatische Anatomie der Zelle

Die Schwierigkeiten, die sich einer Darstellung der protoplasmatischen Pflanzenanatomie nach dem gegenwärtigen Stand entgegenstellen, erweisen sich gerade bei der Behandlung der Frage nach der protoplasmatischen Anatomie der Einzelzelle — einer Zelle, die frei von korrelativen Einwirkungen von Nachbarzellen zu denken ist — als besonders groß. Zu der Frage nach dem zellphysiologischen Verhalten einzelner Zellen liegt allerdings ein äußerst reichhaltiges Beobachtungsmaterial vor. Wird aber der Versuch einer Sichtung der vorhandenen Befunde unternommen, so zeigt sich, daß die Einzelbeobachtungen sich auf ganz heterogenes Material beziehen, so daß nur äußerst schwer eine Vergleichsbasis für die einzelnen Ergebnisse zu finden ist. Diese Schwierigkeiten stellen sich in gleicher Weise ein, welchen Prozeß wir auch von den Prozessen herausgreifen, die im allgemeinen zur Charakterisierung des biologischen Geschehens herangezogen werden — etwa die Prozesse der Ernährung, der Atmung, der Reizbarkeit und der Vermehrungsfähigkeit (Troll 1948).

Im Rahmen der protoplasmatischen Pflanzenanatomie wären für die Zukunft dringend eingehende Versuche geboten, die dem Grad der Differenzierung, welche die Pflanzen besitzen und die sie uns in eine systematische Stufenreihe anordnen lassen, bei der Wahl der Versuchsobjekte mehr Beachtung schenken als bisher.

Zur Behandlung der Frage nach der protoplasmatischen Pflanzenanatomie der Zelle wäre in erster Linie an die „Asomatophyten" im Sinne Boysen-Jensens (1939) zu denken. Boysen-Jensen (1939) stellt die Asomatophyten den Somatophyten gegenüber und definiert die ersteren als Organismen, die aus einer oder mehreren embryonalen Zellen bestehen, die alle in der Lage sind zu wachsen und sich zu teilen, Zellen also, die weder eine Differenzierung auf eine bestimmte Funktion hin durchgemacht haben noch einem Korrelationsfeld im Sinne der protoplasmatischen Pflanzenanatomie angehören, wie es für Somatophyten charakteristisch ist. Unter den Asomatophyten wären neben Beobachtungen an Einzellern wohl auch die Beobachtungen an den Zellen von Zellkolonien zur Charakterisierung der protoplasmatischen Anatomie der Zelle wichtig, da allgemein angenommen werden darf, daß in diesen mehrzelligen Organismen die Zellen gleichartig sind und das gegenseitige Abhängigkeitsverhältnis — wenn überhaupt ein solches besteht — als ein äußerst loses anzusehen ist.

Aus den umfangreichen Gebieten der Physiologie des Stoff-, des Formwie auch des Ortswechsels seien drei Punkte herausgegriffen, die zur Charakterisierung einer Zelle im Rahmen einer protoplasmatischen Pflanzenanatomie als besonders wichtig erscheinen:

1. Stoffwechsel

Zur Frage nach den Stoffwechselvorgängen der lebenden Zelle liegt ein äußerst umfangreiches Material von seiten der Biochemie vor. Besonders reichhaltig ist die Literatur, die sich auf das für die moderne Biochemie so interessante und wichtige Gebiet des chemischen Mechanismus der Oxydation in lebenden Systemen bezieht (Szent-Györgyi 1939, Goddard 1945, Lardy 1949, Baldwin 1952 u. a.). Die Frage nach den Oxydations-Reduktions-Potentialen (Michaelis 1933, Clark 1952) der lebenden Zelle steht im Mittelpunkt des Interesses, ebenso wie das allgemeine Problem der Lokalisierung der Enzyme innerhalb der lebenden Zelle (Davidson 1950, Edsall 1951, Danielli 1953, Goddard und Stafford 1954, Krech 1954). Van Fleet (1952) charakterisiert die Bedeutung der Lokalisierung der Enzyme für anatomische Fragen mit den Worten: „The presence or absence of a given enzyme in a tissue, correlated with some phase of differentiation of the tissue, is of value in categorizing the patterns and fields in differentiation, but even these comparatively simple studies have not been made. Enzymes are the catalysts in the plant; their distribution and function are the actions and processes of histogenesis." Zur Frage der Lokalisierung von Enzymen wurden mit Hilfe der Methode der fraktionierten Zentrifugierung (Recknagel 1950) beachtliche Ergebnisse erzielt. Heilbrunn (1952) kritisiert allerdings diese Methoden der Biochemiker vom Standpunkt des Zellphysiologen, indem er auf eine Reihe von Tatsachen hinweist — Schwierigkeit der Identifizierung der Teile innerhalb und außerhalb der Zelle, Einfluß der Verletzung vor allem auf die elektrische Ladung der Zellbestandteile und dadurch Änderung des Adsorptionsvermögens für bestimmte Enzyme usw. —, die die Versuchsergebnisse beeinflussen können.

Der zweite Weg, der zur Frage der Lokalisierung der Enzyme eingeschlagen wurde, der histochemische Nachweis (Glick 1949, 1953), fand gleichfalls Kritik bei Nordmann, Nordmann und Gauchery (1952). Als gesichert können die Tatsachen gelten, daß die Oxydationsenzyme zum größten Teil in den Mitochondrien (Stafford 1951) und die Cytochromoxydase in den Chloroplasten (Ducet und Rosenberg 1951) ihren Sitz haben, wogegen der Kern relativ geringe Mengen von Oxydationsenzymen (Dounce 1950) zu enthalten scheint.

Vom Standpunkt des Protoplasmatikers sind die Ergebnisse zu der Frage der Lokalisierung der Enzyme in der lebenden Zelle noch keineswegs zufriedenstellend, besonders dann, wenn der Versuch unternommen wird, das Problem in Angriff zu nehmen, welche Bedeutung diese Lokalisierung für die Funktion der Zelle besitzt. Heilbrunn (1952) betont mit Nachdruck, daß nicht außer acht gelassen werden darf, daß ein großer Teil der Enzymaktivität einer Zelle wohl im Protoplasma selbst liegt, und auch Keilin und Hartree (1949) vertraten bereits die Auffassung, daß die Funktion bestimmter Enzymsysteme wesentlich vom Kolloidzustand des Plasmas abhängt (Mühlbauer 1931, Nord 1933, Oparin 1934, Borriss 1937, Bünning 1939). Leider liegen bis jetzt nur spärliche Angaben vor zu der Frage nach der Protoplasmatik ernährungsphysiologisch differenter Zellzustände (Reuter 1948); vor allem Viskositäts- und Permeabilitätsuntersuchungen sind in diesem Zusammenhang dringend nötig. Gerade auf dem Gebiet der zellphysiologischen Charakterisierung der Stoffwechselvorgänge der Zelle ist noch umfassende experimentelle Arbeit zu leisten, und nicht mit Unrecht äußert sich Heilbrunn (1952) zu dieser Frage mit den Worten: „What the chemistry of vital oxidative processes has shown is that the living cell is the scene of a tremendously complex series of reactions capable of producing energy. How this energy is harnessed is something for the future to determine."

2. Entwicklung

Auch was den Prozeß des normalen Entwicklungsablaufes einer Zelle betrifft — den Lebensprozeß, der gewöhnlich als der Prozeß des Alterns bezeichnet wird —, ergeben sich Schwierigkeiten bei der Darstellung im Rahmen einer protoplasmatischen Pflanzenanatomie. In diesem Fall besteht allerdings kein Mangel an Beobachtungen wie im Fall der Stoffwechselvorgänge — die Schwierigkeiten liegen hier vielmehr in der „verwirrenden Fülle von nicht vergleichbaren Einzelbefunden", wie Fischer (1950) anläßlich seiner zusammenfassenden Darstellung der Ergebnisse zur Frage der Protoplasmatik des natürlichen Alterungsprozesses ausführt. Das reichhaltige Material behandelt Fischer (1950) nach Teilgebieten gesondert, indem er dem osmotischen Wert, der Permeabilität, der Viskosität, der Resistenz und schließlich übrigen Faktoren wie der Verschiebung des pH-Wertes oder des IEP einen eigenen Abschnitt widmet. Bezüglich der meisten der angeführten zellphysiologischen Größen — wie dem osmotischen Wert, der Permeabilität, der Resistenz, der Verschiebung des pH-Wertes und des IEP — liegen, wie die behandelte Literatur zeigt (Dixon und Atkins 1915, Ursprung und Blum 1916, Smirnow 1928, Herrick 1933, Györffy 1941, Lothring 1942, Weber 1930, 1931, Marklund 1936 u. a., zitiert bei Fischer 1950), einander so stark widersprechende Befunde vor, daß es „unzulässig wäre, auf Grund der vorhandenen Resultate eine kausale Verknüpfung bestimmter Plasmagrößen mit dem Alterungsprozeß zu versuchen" (Fischer 1950); man könne vielmehr auf Grund der vorliegenden Ergebnisse nur so viel sagen, daß die Permeabilitätsänderungen, die mit dem Alterungsprozeß verbunden zu sein scheinen, als Ganzes ziemlich unübersichtlich bleiben, während man für die Viskosität eine stetige Abnahme als gesichert annehmen kann.

Spezielles Interesse verdienen im Zusammenhang mit der Frage nach der Protoplasmatik der Einzelzelle die Versuche von Weber (1930) und Lothring (1942) bzw. die älteren Beobachtungen von Chifflot und Gautier (1905), Russo (1910) und de Gregorio Rocasolano (1924), da sie sich auf Vertreter der oben erwähnten Asomatophyten beziehen. Wenn auch Lothring (1942) betont, daß bei Einzellern — seine Versuche wurden an *Mesotaenium* durchgeführt — es nicht zulässig ist, von Altern im üblichen Sinne zu sprechen, da für eine Unterscheidung in „alte" und „junge" Zellen die Zusammensetzung des Nährsubstrates maßgebend sei. Die älteren Angaben von Chifflot und Gautier (1905), Russo (1910) und de Gregorio Rocasolano (1924) beziehen sich auf Beobachtungen über die Intensität der Brownschen Molekularbewegung bei einzelligen Organismen und sprechen im allgemeinen für eine Viskositätserhöhung mit fortschreitendem Altern.

Weber (1930) fand für *Spirogyra*, daß junge Zellen für Harnstoff nicht permeabel sind, während voll ausgebildete Zellen eine äußerst hohe Durchlässigkeit besitzen; bei der Deutung dieser Ergebnisse müssen allerdings Unterschiede in den Resistenzeigenschaften junger und alter Zellen in Betracht gezogen werden. Der Änderung der chemischen Resistenz pflanzlicher Plasmen in Abhängigkeit vom Entwicklungszustand haben in jüngster Zeit Biebl und Rossi-Pillhofer (1954) eine Untersuchung gewidmet, wobei sich an mehreren Objekten mit zunehmendem Alter im allgemeinen eine starke Steigerung der Manganresistenz, jedoch eine annähernde Resistenzkonstanz gegen Borsäure feststellen ließ. Den durch verschiedene chemische Einwirkungen gesetzten plasmatischen Veränderungen, deren Natur allerdings noch nicht geklärt ist, kommt nach der Ansicht der beiden Autoren daher eine verschiedene Bedeutung zu.

Auch bezüglich der Protoplasmatik des zellulären Entwicklungsprozesses steht somit eine ganze Reihe von Fragen zu einer intensiveren Behandlung offen.

3. Polarität

Für die protoplasmatische Pflanzenanatomie sind Lageveränderungen des Protoplasmas und seiner Derivate innerhalb der lebenden Zelle deshalb von besonderem Interesse, weil anzunehmen ist, daß solche Lageveränderungen im Zusammenhang mit der Ausbildung zellulärer Gradienten (Astbury 1946, Goldacre und Lorch 1950, Reuter 1952, Schwantes 1952) stehen, die ihrerseits einen Einfluß auf die Polaritätseigenschaften der Zelle besitzen werden. Wie bereits betont wurde, ist der von Vöchting (1892) eingeführte Polaritätsbegriff in den letzten Jahren wieder zu neuem Leben erwacht (Bünning 1939, 1953, Bloch 1943, Sinnott und Bloch 1943, 1946, Nakazawa 1950a, b, 1951, 1952, 1953a, b, c, Prat 1948, Sinnott, Dunn und Dobzhansky 1950, Ellengorn und Svetozarova 1950, Küster 1951 u. a.) und seine Bedeutung für die Gewebe- und Organdifferenzierung erkannt worden (Bünning 1953).

Was die Induzierung der Polarität einer Einzelzelle anlangt, so liegen in der Literatur eine ganze Menge von Angaben vor, die sich größtenteils auf *Fucus*-Eier beziehen. Bei einem Überblick über diese Literatur ergibt sich, daß Lageveränderungen und damit Polaritätseigenschaften bei Zellen durch die verschiedensten Faktoren ausgelöst werden können, und zwar durch Licht (Nienburg 1924, Knapp 1931, Whitaker und Whitaker 1936, Mosebach 1943, Heitz 1940), bestimmte chemische Substanzen (Whitaker und Berg 1942, 1944), Änderung der pH (Whitaker und Lowrance 1937, 1940), durch Zentrifugalkraft (Whitaker 1937, 1938, Beams und King 1944) bzw. Schwerkraft (Heitz 1940), Temperaturgefälle (Lowrance 1937a, b) und den elektrischen Strom (Lund 1923, 1947, Schechter 1934, Tobias und Solomon 1950). Eine Fixierung der erzielten Polarität ist nach Bünning (1953) auf ein Konzentrationsgefälle des Auxins zurückzuführen, während Lund (1947) dafür ein elektrisches Potentialgefälle verantwortlich macht.

Neben diesen äußeren Faktoren wird die Polarität auch durch innere Faktoren bestimmt; BÜNNING (1953) vertritt ja die Auffassung, daß jeder embryonalen Zelle eine Polarität eigen ist. Wichtig erscheint eine weitere Verfolgung der Frage, inwieweit die Ausbildung der Polarität einer Zelle mit der Plasmaströmung im Zusammenhang steht, eine Vermutung, die von TOBIAS und SOLOMON (1950) geäußert wurde, und das Problem des Einflusses bereits polarisierter Gewebe (OLSEN und DUBUY 1937, RENNER 1940) auf unpolarisierte Zellen. Auch FITTINGS (1950) Versuche über die Umkehrung der Polarität an Sporenkeimlingen von Moosen verdienen in diesem Zusammenhang besonderes Interesse.

Literatur

ASTBURY, W. T., 1946: Nature **157**.
BALDWIN, 1952: Dynamic Aspects of Biochemistry. 2. Aufl. Cambridge.
BEAMS, H. W., and R. L. KING, 1944: Effect of Ultracentrifuging on Polarity in the Pollen Grains of *Vinca rosea.* J. cellul. a. comp. Physiol. (Am.) **24**.
BIEBL, R., und W. ROSSI-PILLHOFER, 1954: Die Änderung der chemischen Resistenz pflanzlicher Plasmen mit dem Entwicklungszustand. Protoplasma **44**, 113.
BLOCH, R., 1943: Polarity in Plants. Bot. Rev. **9**.
BORRISS, H., 1937: Beeinflussung des Streckungswachstums durch Salze. I. Mitteilung: Die Wirkung von reinen Salzlösungen auf das Wachstum etiolierter Keimlinge. Jb. wiss. Bot. **85**.
BOYSEN-JENSEN, P., 1939: Die Elemente der Pflanzenphysiologie. Jena.
BÜNNING, E., 1939: Die Physiologie des Wachstums und der Bewegungen. 1. Aufl. Berlin.
— 1953: Lehrbuch der Pflanzenphysiologie. 2. u. 3. Bd. Entwicklungs- und Bewegungsphysiologie der Pflanze. Berlin.
CHIFFLOT, J., et C. GAUTIER. 1905: Sur les mouvements browniens intraprotoplasmiques. C. r. Soc. Biol. **58**.
CLARK, F. J.,1952: Topics in Physical Chemistry. 2. Aufl, Baltimore.
DANIELLI, J. F., 1953: Cytochemistry. A Critical Approach. New York u. London.
DAVIDSON, 1950: The Biochemistry of the Nucleic Acids. Methuen's Monographs on Biochemical Subjects. London u. New York.
DIXON and ATKINS, 1915: Osmotic Pressure in Plants V. Proc. Roy. Dublin Soc. N. S. **14**.
DOUNCE, 1950: in SUMNER und MYRBÄCK: The Enzymes. Vol. 1. New York.
DUCET und ROSENBERG, 1951: Bull. Soc. Chim. biol. **33**.
EDSALL, 1951: Enzymes and Enzyme Systems. Harvard Univ. Press.
ELLENGORN und SVETOZAROVA, 1950: Ž. obšč. Biol. **11**.
FISCHER, H., 1950: Über die protoplasmatischen Veränderungen beim Altern von Pflanzenzellen. Protoplasma **39**.
FITTING, H., 1950: Über die Umkehrung der Polarität in den Sporenkeimlingen einiger Laubmoose. Planta **37**.
FLEET, D. S. VAN, 1952: Histochemical Localisation of Enzymes in Vascular Plants. Bot. Rev. **18**.
GLICK, D., 1949: Technique of Histo- and Cytochemistry. New York.
— 1953, Rev. Cytol. II.
GODDARD, D. R., 1945: in HÖBER's Physical-Chemistry of Cells and Tissues. Philadelphia.
— and STAFFORD, 1954: Localization of Enzymes in the Cells of Higher Plants. Ann. Rev. Plant Physiol. **5**.
GOLDACRE, R. J., and I. J. LORCH, 1950: Folding and Unfolding of Protein Molekules in Relation to Cytoplamic Streaming, Amoeboid Movement and Osmotic Work. Nature **166**.
GREGORIO ROCASOLANO, A. DE, 1924: Physikalisch-chemische Hypothese über das Altern. Kolloidchem. Beih. **19**.
GYÖRFFÝ, B., 1941: Untersuchungen über den osmotischen Wert polyploider Pflanzen. Planta **32**.
HEILBRUNN, L. V., 1952: An Outline of General Physiology. 3. Aufl. Philadelphia.
HEITZ, E., 1940: Die Polarität keimender Moossporen. Verh. Schweizer Naturf. Ges. Locarno 168—170.

Herrick, E. M., 1933: Seasonal and Diurnal Variations in the Osmotic Values and Suction Tension Values in the Aerial Portions of *Ambrosia trifida*. Amer. J. Bot. **20**.

Keilin, D., and Hartree, 1949: Biochem. J. **44**.

Knapp, E., 1931: Entwicklungsphysiologische Untersuchungen an *Fucaceen*eiern I. Zur Kenntnis der Polarität der Eier von *Cystoseira barbata*. Planta **14**.

Krech, 1954: Über die Phosphorylase in höheren Pflanzen. Beitr. zur Biologie der Pflanzen **30**.

Küster, E., 1951: Die Pflanzenzelle. Jena.

Lardy, 1949: Respiratory Enzymes. Minneapolis, Minn.

Lothring, H., 1942: Beiträge zur Biologie der Plasmolyse. Planta **32**.

Lowrance, E. W., 1937 a: Effect of Temperature Gradients upon Polarity in Eggs of *Fucus furcatus*. J. Cell. a. Comp. Physiol. B **10**.

— 1937 b: Determination of Polarity of *Fucus* Eggs by Temperature Gradients. Proc. Soc. exper. Biol. A **36**.

Lund, E. J., 1923: Electrical Control of Organic Polarity in the Egg of *Fucus*. Bot. Gaz. **76**.

— 1947: Bioelectric Fields and Growth. Austin. The University of Texas Press.

Marklund, G., 1936: Vergleichende Permeabilitätsstudien an pflanzlichen Protoplasten. Acta Bot. Fenn. **18**.

Michaelis, L., 1933: Oxydations-Reduktions-Potentiale. 2. Aufl. Berlin.

Mosebach, G., 1943: Die Polarisierung der *Equisetum*-Spore durch Licht. Planta **33**.

Mühlbauer, 1931: Fermentforschung **12**.

Nakazawa, S., 1950 a: Origin of Polarity in the Eggs of *Sargassum confusum* Ag. Science Rep. Tohoku Univ. 4th Ser. **18**.

— 1950 b: Some Abnormal Embryos of *Sargassum confusum* Ag. in Relation to the Study of Polarity. Science Rep. Tohoku Univ. 4th Ser. **18**.

— 1951: Invalid Stratification to the Egg Polarity in *Coccophora* and *Sargassum*. Science Rep. Tohoku Univ. 4th Ser. **19**.

— 1952: Studies on the Polarity of *Equisetum* arvense L. Bull. Yamagata Univ. (Natural Science) **2**.

— 1953 a: Polarity in the Vital Staining of the Cytoplasm in some Marine Algae. Bull. Yamagata Univ. (Natural Science) **2**.

— 1953 b: Differential Plasmolysis in the Eggs of *Coccophora* and *Sargassum*. Bull. Yamagata Univ. (Natural Science) **2**.

— 1953 c: Differential Vital Staining of the Plasm in the Eggs of *Coccophora* and *Sargassum*. Science Rep. Tohoku Univ. 4th Ser. **20**.

Nienburg, W., 1924: Die Wirkung des Lichtes auf die Keimung der *Equisetum*-Spore. Ber. dtsch. bot. Ges. **42**.

Nord, 1933: Zum Mechanismus der Enzymwirkung. Stuttgart.

Nordmann, Nordmann und Gauchery, 1952: Experientia **8**.

Olson, R. A., und H. G. Dubuy, 1937: The Role of Growth Substances in the Polarity and Morphogenesis in *Fucus*. Amer. J. Bot. **24**.

Oparin, 1934: Erg. Enzymforschung **3**.

Prat, H., 1948: Histo-Physiological Gradients and Plant Organogenesis. Bot. Rev. **14**.

Recknagel, 1950: J. cellul. a. comp. Physiol. (Am.) **35**.

Renner, O., 1940: Kurze Mitteilungen über *Oenothera* IV. Über die Beziehungen zwischen Heterogamie und Embryosackentwicklung und über diplarrhene Verbindungen. Flora (N. F.) **34**.

Reuter, L., 1948: Zur protoplasmatischen Anatomie des Keimblattes von *Soja hispida*. Ein Beitrag zur Protoplasmatik ernährungsphysiologisch differenter Zellzustände. Öst. Bot. Z. **95**.

Russo, P., 1910: Recherches ultramicroscopiques touchant l'action des divers agents exterieurs sur les conditions de vie du protoplasma. Arch. internat. Physiol. **10**.

Schechter, V., 1934: Electrical Control of Rhizoid Formation in the Red Alga *Griffithsia bornetiana*. J. gen. Physiol. (Am.) **18**.

Schwantes, H. O., 1952: Färbungsanalytische Untersuchungen zur Lage des isoelektrischen Punktes der Zellbestandteile in wachsenden Zellen und Geweben. Protoplasma **41**.

Sinnott, E. W., and R. Bloch, 1945: The Cytoplasmic Basis of Intercellular Patterns in a Vascular Differentiation. Amer. J. Bot. **32**.

— — 1946: Comparative Differentiation in the Air Roots of *Monstera deliciosa*. Amer. J. Bot. **33**.

SINNOTT, E. W., DUNN and TH. DOBZHANSKY, 1950: Principles of Genetics. McGraw Hill Book Company. New York.

SMIRNOW, A. J., 1928: Die biochemischen Eigentümlichkeiten des Alterns der Laubblätter. Planta **6**.

STAFFORD, 1951: Physiologia Plantarum **4**.

SZENT-GYÖRGYI, A., 1939: On Oxidation Fermentation Vitamins, Health and Disease. Baltimore.

TOBIAS, J. M., and S. SOLOMON, 1950: Electrically Induced Polar Changes in Viscosity in the Hyaline Protoplasm of *Elodea* with Observations on Streaming and Plastide Charge. J. cellul. a. comp. Physiol. (Am.) **35**.

TROLL, W., 1948: Allgemeine Botanik. Stuttgart.

URSPRUNG, A., und G. BLUM, 1916: Über die Verteilung des osmotischen Wertes in der Pflanze. Ber. dtsch. bot. Ges. **34**.

VÖCHTING, H., 1892: Über Transplantationen am Pflanzenkörper. Tübingen.

WEBER, Fr., 1930: Harnstoffpermeabilität ungleich alter *Spirogyra*-Zellen. Protoplasma **12**.

— 1931: Harnstoffpermeabilität ungleich alter Stomata-Zellen. Protoplasma **14**.

WHITAKER, D. M., 1937: Determination of Polarity by Centrifuging Eggs of *Fucus* furcatus. Biol. Bull. **73**.

— 1938: The Effect of pH on the Development of Ultracentrifuged *Fucus* Eggs. Proc. Nation. Acad. Sci. USA *24*.

— and W. E. BERG, 1942: Determination of Polarity in *Fucus* Eggs by Gradients of Dinitrophenol: A New Method for Establishing Steep Gradients. Anat. Rec. **84**.

— — 1944: The Development of *Fucus* Eggs in Concentration Gradients. A New Method for Establishing Steep Gradients Across Living Cells. Biol. Bull. **86**.

— and E. W. LOWRANCE, 1937: The Effect of Hydrogen Ion Concentration Upon the Induction of Polarity in *Fucus* Eggs. J. gen. Physiol (Am.) **21**.

— — 1940: The Effect of Alkalinity Upon Mutual Influences Determining the — Developmental Axis in *Fucus* Eggs. Biol. Bull. **78**.

— and E. W. WHITAKER, 1936: The Period of Succeptibility of *Fucus furcatus* when Polarity is Induced by Brief Exposures to Directed White Light. J. cellul. comp. Physiol. (Am.) **7**.

II. Protoplasmatische Anatomie der Gewebe

Der Gewebebegriff besitzt eine zweifache Wurzel, einerseits im Gebiet der Entwicklungsgeschichte (SACHS 1868), andererseits in dem der Physiologie (SCHWENDENER 1874, HABERLANDT 1924).

Im folgenden Abschnitt wurde für die Behandlung der protoplasmatischen Anatomie der Gewebe in geradliniger Weiterführung der „Physiologischen Pflanzenanatomie" der Gewebebegriff HABERLANDTS als Einteilungsprinzip gewählt. Ein anatomisch-physiologisches Gewebesystem ist nach HABERLANDT eine geschlossene Einheit, die lediglich durch die Identität der Funktion begründet ist, wobei die entwicklungsgeschichtliche oder phylogenetische Herkunft des betreffenden Gewebes keinerlei Berücksichtigung findet. Durch diese Wahl des Gewebebegriffes hat sich in HABERLANDTS Physiologischer Pflanzenanatomie eine straffe Gegenüberstellung von Bau und Funktion ergeben. Bei der Darstellung der protoplasmatischen Anatomie der Gewebe wird auf demselben Weg eine Gegenüberstellung von Protoplasmatik und Funktion angebahnt. Während jedoch die physiologische Pflanzenanatomie auf ein weiteres Eingehen auf Homologien verzichtet hat und ihr Interesse voll und ganz den Analogien zuwandte, wird die protoplasmatische Pflanzenanatomie in Zukunft — wie schon oben hervorgehoben wurde — eine wichtige Aufgabe darin sehen, auch die entwicklungsgeschichtliche Seite weitgehend zu berücksichtigen und dadurch auch das Problem der Ähnlichkeit oder Verschiedenheit der homologen und analogen Gewebe in den Kreis der Betrachtungen ziehen.

Zur protoplasma-physiologischen Kennzeichnung von Zellen und Geweben mit bestimmter Funktion haben sich bisher als besonders geeignet neben den Methoden der Vitalfärbung und Fluorochromierung (PEKAREK 1929 a, b, WEBER 1932 b, CZAJA 1936, DRAWERT 1938, HÖFLER 1949 u. a.) vor allem Permeabilitätsbestimmungen gezeigt. HÖFLER (1932, 1934, 1936, 1937) hat darauf hingewiesen, daß ein Weg zur Kennzeichnung der Plasmen verschiedener Zellsorten die Bestimmung der spezifischen Permeabilitätsreihen darstellt. Während — wie HÖFLER (1941) ausführt — einerseits in einer Reihe von Arbeiten der Versuch gemacht wurde, die für bestimmte Zellsorten kennzeichnenden spezifischen Permeabilitätsreihen festzustellen (ZEHETNER 1934, HOFMEISTER 1935, 1938, MARKLUND 1936, SCHMIDT 1936, 1939, ELO 1937, 1939, BOGEN 1938, 1940, 1941, GANZINGER 1939, KREUZ 1940, PECKSIEDER 1947), wurden die spezifischen Permeabilitätsreihen andererseits zum Gegenstand lebhafter Kritik (RUHLAND, ULLRICH und ENDO 1938, BOGEN 1938, 1941, RUHLAND und ULLRICH 1939), da die Frage, bis zu welchem Grad jedes Plasma seine Durchlässigkeitseigenschaften in Abhängigkeit vom Entwicklungszustand (WEBER 1930 b, 1931, MARKLUND 1936, STRUGGER 1934, HOFMEISTER 1938) und unter dem Einfluß äußerer Faktoren (BOGEN 1938, SCHMIDT 1939) variieren kann, noch nicht als geklärt angesehen werden darf. Die Feststellung, daß zwischen den Zellen verschiedener Gewebe Unterschiede im Grad der Durchlässigkeit für bestimmte Stoffe bestehen, kann als gesichert gelten. Die endgültige Bestimmung der feineren qualitativen und quantitativen Permeabilitätsunterschiede ist vorläufig noch der Zukunft vorbehalten.

In neuerer Zeit wird neben dem Verhalten bei Vitalfärbung und den Permeabilitätseigenschaften des Plasmas den morphologischen Besonderheiten des Kernes zur Kennzeichnung von Zellen und Geweben größere Bedeutung beigemessen. DELAY (1947) unterscheidet in den embryonalen Geweben der Phanerogamen eine Anzahl von morphologischen Typen des Ruhekerns und findet diese Kerntypen konstant und charakteristisch für bestimmte Familien und Arten. Es wird die Frage aufgeworfen: „Le type nucléaire varie-t-il- dans les différents tissus?“ Auf Grund eingehender Studien wird der Schluß gezogen: „qu'il n'y a pas, à proprement parler, de modifications structurales importantes à travers les différents tissus d'une même plante.“ Immerhin sind einige Variationen des Kerntypus festgestellt worden, bekannt sind ja schon seit längerem die Eigentümlichkeiten des Kernes des Gametophyten.

Auch an dieser Stelle sei nochmals kurz auf die Bedeutung der Endomitoseforschung in diesem Zusammenhang hingewiesen (GEITLER 1948, 1953).

1. Bildungsgewebe

Eine protoplasma-physiologische Kennzeichnung und Unterscheidung der Zellen der Meristeme ist wegen ihrer Undifferenziertheit besonders schwierig, so daß zu dieser Frage bis jetzt kaum Angaben vorliegen. Zweifellos verlangt aber gerade dieses Problem in der Zukunft besonderes

Interesse und verdient wohl vor allem mit Hilfe der Methode der Fluorochromierung in Angriff genommen zu werden. Die Bildungsgewebe stellen für protoplasma-physiologische Untersuchungen deshalb ein besonders interessantes Objekt dar, da — wie schon Linsbauer (1916) zeigen konnte — die Kennzeichnung der Meristeme vom Standpunkt der physiologischen Pflanzenanatomie aus keineswegs befriedigt. Linsbauer (1916) betonte nachdrücklich, daß die Kennzeichnung der Meristeme nach rein deskriptivanatomischen, entwicklungsgeschichtlichen oder topographischen Merkmalen nicht genügt und versucht eine physiologische Charakterisierung der Meristeme zu geben. Die Grundlage zu einer solchen Charakterisierung sieht Linsbauer (1916) in einer genauen Feststellung der prospektiven Potenz (Driesch 1901), d. h. der Leistungsfähigkeit in bezug auf Organ- und Gewebebildung des betreffenden Meristems. Auf Grund von Regenerationsversuchen am Sproßvegetationspunkt konnte Linsbauer (1916) z. B. zeigen, daß das gesamte Urmeristem durchaus keinen funktionell gleichwertigen Meristemkomplex darstellt. Linsbauers (1916) Experimente ergaben vielmehr, daß ausschließlich der äußerste Scheitel imstande ist, nach erfolgter partieller Verletzung einen neuen Vegetationspunkt zu regenerieren. Die Auffassung Rotherts (1913), daß ein Meristem durch das Verhältnis der Teilungs- zur Wachstumsintensität seiner Zellen gekennzeichnet ist, legt den Gedanken nahe, mit geeigneten Methoden protoplasma-physiologische Unterschiede zwischen verschiedenen Meristemen nachzuweisen. Einen vielversprechenden Weg scheinen in dieser Hinsicht die Fluorochromierungsversuche Kasys (1951) zu eröffnen. — Im Rahmen einer protoplasmatischen Pflanzenanatomie verdienen bei der Besprechung der Meristeme besonderes Interesse die Versuche Politis' (1948) aus jüngster Zeit über einen spezifischen Inhaltskörper im Cytoplasma des Phellogens sowohl des normalen als auch des Wundkorkes. Diesen Inhaltskörper bezeichnet Politis (1948) als Chlorogenoplast, weil er Chlorogensäure produziert, die dann in die Vakuole übertritt. Chayen (1952) versuchte in Wurzelmeristemen auf optischem Wege die Lokalisierung der Nukleinsäure nachzuweisen.

2. Hautsystem

a) Epidermis

α) **Permeabilität.** Die ersten Angaben über die Sonderstellung der Epidermis in protoplasma-physiologischer Hinsicht finden sich bei Collander (1921), Rohde (1917), Fleischmann (1928) und Höber (1926). Collander (1921) konnte zeigen, daß für Sulfosäurefarbstoffe, die im allgemeinen nicht oder nur ganz langsam durch das Plasma dringen, gewisse Zellelemente eine besonders hohe Durchlässigkeit besitzen, und zwar vor allem die Blumenblattzellen. Fast gleichzeitig wurden die überraschenden Beobachtungen Höflers und Stieglers (1921) an den rot-violetten Epidermiszellen des Stengels von *Gentiana Sturmiana* veröffentlicht, die dafür sprechen, daß das Plasma dieser Zellen durch eine ganz besonders hohe Durchlässigkeit für Harnstoff ausgezeichnet ist. Einige Jahre später griffen Höfler und

STIEGLER (1930) dasselbe Problem neuerdings auf. Bei einer ausführlichen Wiederholung ihrer Versuche über die Harnstoffdurchlässigkeit verschiedener Gewebeelemente verwendeten sie zur Permeabilitätsbestimmung der Plasmen die plasmometrische Methode, wobei der mittlere osmotische Wertanstieg der Zellen pro Minute (*m*-Wert) ermittelt wurde. HÖFLER und STIEGLER (1930) konnten feststellen, daß die Harnstoffpermeabilität der Epidermis des Stengels in der Größenordnung wohl um eine Zehnerstelle verschieden ist von der des angrenzenden Stengelparenchyms, ja daß zwischen den beiden Gewebearten direkt ein „Sprung" in bezug auf die Permeabilitätseigenschaften der Plasmen nachzuweisen ist. Nach einer sorgfältigen Erwägung der Möglichkeit einer Beeinflussung der Ergebnisse durch Anatonose-Vorgänge, durch Stoffumsetzungen im Plasmainneren oder durch eine pathologische oder prämortale Permeabilitätsänderung kommen die Autoren zu dem Schluß, daß der bei ihren Versuchen plasmometrisch beobachtete Wertanstieg zur Gänze als Wirkung der Harnstoffendosmose zu betrachten ist. Wie die beiden Autoren weiter ausführen, lag die Frage nahe, ob die Differenz der Plasmapermeabilität von Epidermis und Grundgewebe mit den Unterschieden im Stoffwechsel, die im Auftreten oder Ausbleiben des roten Farbstoffes ihren Ausdruck finden, verknüpft ist, respektive ob jene Differenz an die Rotfärbung gebunden ist. Daher wurde in einem weiteren Teil der Untersuchungen auch das Verhalten von Epidermis- und Grundgewebe an grünen Stengeln geprüft, bei denen die Epidermiszellen anthokyanfrei waren. Auch in den anthokyanfreien Stengel-Epidermiszellen erfolgte der Plasmolyserückgang bedeutend rascher als im angrenzenden subepidermalen Parenchym; auch hier ist die Epidermis für den Harnstoff leichter permeabel. Auffallend war jedoch der Befund, daß das Verhältnis der *m*-Werte in Epidermis und Rinde bei den grünen Stengeln kleinere Werte aufwies als bei den anthokyanführenden. HÖFLER und STIEGLER (1930) faßten das Ergebnis ihrer Untersuchungen dahin zusammen, daß anthokyanfreie Epidermen eine kleinere Harnstoffpermeabilität besitzen als rotgefärbte; der Sprung zwischen Epidermis und Grundgewebe bleibt aber auch in den nicht roten Stengeln bestehen. Im weiteren Verlauf der Untersuchungen wurde auch das Verhalten der anthokyanführenden Blütenzellen der Corollen-Epidermis geprüft und wider Erwarten festgestellt, daß die lila Corollzellen nicht nur vielmal schwerer durchlässig sind als die rötlichen Epidermiszellen, sondern auch noch sehr deutlich schwerer als die farblosen Grundgewebezellen des Stengels. — Ein weiterer Abschnitt der Untersuchungen HÖFLERS und STIEGLERS ist einem Vergleich der Epidermiszellen und der Zellen des äußeren Rindenparenchyms der Wurzel gewidmet; diese Versuche weisen allerdings mehr orientierenden Charakter auf, lassen sich aber dahin zusammenfassen, daß die Permeabilitätswerte der Wurzelepidermis wesentlich niederer sind als die der roten Stengelepidermiszellen und sich den Werten der anthokyanfreien Stengelepidermis stark nähern. An Blättern wurde nur das Verhalten der Epidermiszellen, die über den Nerven liegen, geprüft, da nur diese

Zellen auf Grund ihrer Umrisse eine Anwendung der plasmometrischen Methode gestatten. — Die folgende Tabelle bringt eine Zusammenstellung der *m*-Werte aus einigen Versuchsreihen von HÖFLER und STIEGLER (1930).

Tabelle 1.

		m
Stengel	rote Epidermis	0,03675
„	subepidermale Rindenschicht	0,00499
„	Markparenchym	0,00640
Blüte	Corollröhre, Außenschicht	0,00196
Wurzel	Parenchym	0,00137
Stengel	rote Epidermis	0,0184
„	subepidermale Rindenschicht	0,00289
Wurzel	Epidermis	0,00743
Stengel	rote Epidermis	0,048
„	subepidermale Rindenschicht	0,00483
Blüte	Corollröhre, Außenschicht	0,00132
Stengel	ungefärbte Epidermis	0,0092
„	subepidermale Rindenschicht	0,00286
Blüte	Corollröhre, Außenschicht	0,00058
Stengel	rote Epidermis, Lichtseite	0,0215
„	grüne Epidermis, Schattenseite	0,0110
Blatt	unterseitige Epidermis	0,0080
Blüte	Corollröhre, Außenschicht	0,00117
„	Corollröhre, Innenschicht	0,00178

Die protoplasma-physiologische Kennzeichnung der Epidermis auf Grund von Permeabilitätseigenschaften weiter verfolgt zu haben, ist das Verdienst HURCHS (1933). HURCH (1933) stellte sich zur Aufgabe, vor allem die Verhältnisse bei Blättern näher zu untersuchen und konnte für die Blätter verschiedener Wasserpflanzen den Nachweis erbringen, daß das Mesophyllgewebe für Harnstoff, Glyzerin, Malonamid und Lävulose weniger durchlässig ist als die Epidermis. Auch bei Landpflanzen besitzen nach den Angaben von HURCH die Zellen des Mesophyllgewebes eine geringere Durchlässigkeit als die Epidermiszellen. Den Permeabilitätssprung zwischen Epidermis und Mesophyllgewebe konnte REUTER (1948 b) auch für die Keimblätter von *Soja hispida* bei Plasmolyseversuchen mit Harnstoff bestätigen. URL (1951) stellte sich die Aufgabe, die Permeabilitätsverhältnisse vergleichsweise zwischen Epidermis und der subepidermalen Rindenschicht an den Stengeln verschiedener krautiger Pflanzen (*Taraxacum officinale, Homogyne alpina, Epilobium hirsutum, Campanula rapunculoides*) auf breiterer Basis mit Hilfe der plasmometrischen Methode zu untersuchen. URL (1951) fand, daß die Permeabilität der Epidermis durchaus größer ist. Die beobachteten Unterschiede zwischen den beiden benachbarten Schichten bewegen sich meist in gewissen Grenzen. Der Quotient der Rückdehnungsgeschwindigkeit

$$Q = \frac{\Delta G \text{ Epidermis}}{\Delta G \text{ Subepidermis}}$$

liegt in der überwiegenden Anzahl der Fälle unter 4, zumeist sogar unter 3. Größere Quotienten wurden nur selten gefunden und betrafen stets nur den Harnstoff. In allen den von Url (1951) untersuchten Fällen erwies sich die Epidermis als ein „rapider“ Harnstofftypus, d. h. der kleinmolekulare Harnstoff permeiert schneller als der besser lipoidlösliche, aber größermolekulare Methylharnstoff. Url zieht aus seinen Versuchen den Schluß, daß dem Harnstoff in der Epidermis der „Porenweg“ offensteht und die Epidermis vor anderen Gewebeelementen als ausgesprochen rapider Porentypus gekennzeichnet ist. Url (1952) dehnte seine Permeabilitätsstudien in einer zweiten Untersuchung auf Fettsäureamide aus, wobei er die Collandersche Simultanmethode (1949) verwendete. An verschiedenen Objekten (*Gentiana Sturmiana, Gymnadenia conopea, Gentiana cruciata, Physalis Alkekengi, Homogyne alpina, Taraxacum officinale, Solanum tuberosum*) ließ sich durch diese Versuche neuerdings die Sonderstellung der Epidermis in bezug auf ihre Permeabilitätseigenschaften feststellen. Wie andere Anelektrolyte (Harnstoff, Glyzerin, Methylharnstoff) dringen auch Formamid, Acet- und Propionamid in die Protoplasten der Epidermis am schnellsten ein. Bei allen von Url untersuchten Zellen permeiert Formamid schneller durchs Plasma als Acetamid und dieses wieder wesentlich langsamer als Propionamid.

β) **Systrophische Reaktion.** Germ (1932) hat das allgemeine Vorkommen der Systrophe des Protoplasmas in den Zellen einer überaus großen Anzahl von Blütenpflanzen nachweisen können. Die Plasmasystrophe, d. h. die Ansammlung des Cytoplasmas und seiner Inhaltskörper zu einem Klumpen um den Kern, erzielte Germ (1932) durch Einwirkung einer hypertonischen Lösung unschädlicher Stoffe in entsprechender Konzentration. Germ (1932) konnte zeigen, daß die Systrophe nicht ein Krankheits- oder Absterbevorgang ist, sondern als echt vitaler Reizvorgang gewertet werden muß, wobei die Ballung durch aktive Bewegung des Plasmas zustande kommt; die Inhaltskörper werden dabei passiv mitgeführt. Interessanterweise konnte Germ (1932) den Nachweis erbringen, daß verschiedene Gewebe ein und derselben Pflanze große Unterschiede im zeitlichen wie auch im morphologischen Verlauf der Systrophe zeigen. So verhalten sich Epidermis und anschließendes Gewebe durchwegs verschieden; da anthokyanführende Zellen oft williger reagieren als farblose, kann angenommen werden, daß Stoffwechselunterschiede für das verschiedene Verhalten bei Systrophe maßgebend sind. Germ (1932) betont weiters, daß die Geschwindigkeit des Verlaufes der systrophischen Reaktion, wenn sie einmal eingeleitet ist, weitgehend vom Viskositätswiderstand des zu verlagernden Cytoplasmas abhängig sein wird.

γ) **Viskosität.** Wenn schon die Versuche Germs (1932) die Auffassung nahelegten, daß zwischen Epidermis und Grundgewebe Viskositätsunterschiede bestehen, so konnte Gagetti (1947) für zahlreiche Objekte solche Viskositätsunterschiede zwischen Epidermis und Mesophyllzellen tatsächlich nachweisen. Der Grad dieser Unterschiede wird jedoch — wie Gagetti (1947) durch einen Vergleich zwischen Land- und Wasserpflanzen zeigen konnte — weitgehend durch äußere Faktoren mitbestimmt. — Was die Zellen des Hautgewebes von Wurzeln anlangt, so konnte Torriani (1947) den Nachweis erbringen, daß die Zellen des Hautgewebes der Wurzel eine erhöhte Viskosität im Vergleich zu den Zellen der Epidermis der Stammorgane besitzen.

δ) **Eigenfluoreszenz des Zellsaftes.** An einem umfangreichen Pflanzenmaterial hat Kasy (1951) vergleichende Untersuchungen über Besonderheiten des Zellsaftes verschiedener Gewebeschichten krautiger Blütenpflanzen durchgeführt und konnte in einem besonderen Abschnitt über die Eigenfluoreszenz des Zellsaftes die Sonderstellung der Epidermis nachweisen. Kasy (1951) fand zwischen Epidermis einerseits und Parenchym andererseits einen weit verbreiteten Unterschied in der Eigenfluoreszenz, die auf stoffliche Unterschiede zwischen den beiden Gewebearten hinweist. Bei den meisten von Kasy (1951) untersuchten Objekten fehlte in einer der beiden Schichten die Eigenfluoreszenz; so ließ sich bei einigen Objekten eine intensive Parenchymfluoreszenz, bei anderen nur eine Epidermisfluoreszenz nachweisen.

ε) **Vitalfärbung mit basischen Farbstoffen.** In einem weiteren Abschnitt ihrer Untersuchungen über die Verschiedenheiten der Gewebeschichten krautiger Blütenpflanzen untersuchte Kasy (1951) das Verhalten bei Vitalfärbung mit basischen Farbstoffen. Fast bei allen untersuchten Objekten wurde für Epidermis und Parenchym ein unterschiedliches Verhalten gefunden. Die Ursache für diese Unterschiede sieht Kasy in Unterschieden in den in den Zellen auftretenden Speicherstoffen, für die in erster Linie Gerbstoffe in Betracht kommen, die Niederschlagsverbindungen mit den Farbstoffen eingehen. Allerdings wird auch die Auffassung Guilliermonds und Atkinsons (1941) bzw. Dangeards (1947) ins Auge gefaßt, daß es sich dabei um die mikrochemisch schwer faßbaren Flavonole oder um Substanzen handeln könnte, die bisher chemisch noch nicht erfaßt wurden. Was die Frage der Speicherstoffe der Epidermis anlangt, so sei an dieser Stelle auch noch auf die Versuche Höflers (1949) hingewiesen, der mit Hilfe von Akridinorangefärbung an den Schuppen von *Allium cepa* protoplasma-physiologische Unterschiede zwischen Blattober- und -unterseite nachweisen konnte. Bei der ruhenden Küchenzwiebel sind die Zellsäfte der äußeren Schuppenepidermis „voll", d. h. speicherstoffhältig, während die der inneren „leer", d. h. speicherstofffrei sind.

b) Trichome

Haberlandt (1924) hat die Trichome im Anschluß an die Epidermis behandelt, da sie ihr entwicklungsgeschichtlich zuzurechnen sind. Auf Grund ihrer mannigfaltigen Funktion sah er sich jedoch genötigt, sie auch anderen Systemen zuzuordnen, wie etwa dem Absorptions- oder dem Sekretionssystem. Wir wollen daher an dieser Stelle lediglich auf die Untersuchungen Labers (1953) an frühzeitig absterbenden Trichomen eingehen und die Trichome mit besonderer Funktion in späteren Abschnitten behandeln (S. 44 ff., 74 ff.). Laber (1953) hat Untersuchungen über die Entwicklung und die Nekrose der Haare von *Phlomis fruticosa* und *Viburnum lantana* angestellt. Bei den untersuchten mehrzelligen Trichomen beginnt die Nekrose in der erstgebildeten Zelle, setzt sich dann über die nächstgebildete hin fort und endet in der basalen und jüngsten Haarzelle. Der Absterbevorgang ist durch charakteristische Plasmabilder gekennzeichnet, die gleitende Übergänge zeigen (Abb. 1). Die Nekrose beginnt mit einer Quellung des Plasmabelages, an die sich die Bildung von Degenerationsgranula im Plasma anschließt; es folgt dann ein Stadium, das dem Stadium der Kappenplasmolyse zu vergleichen ist, und schließlich wird das Endstadium, das Stadium der Vakuolenkontraktion, erreicht. Vom Standpunkt der protoplasmatischen Pflanzenanatomie erscheinen diese Beobachtungen deshalb

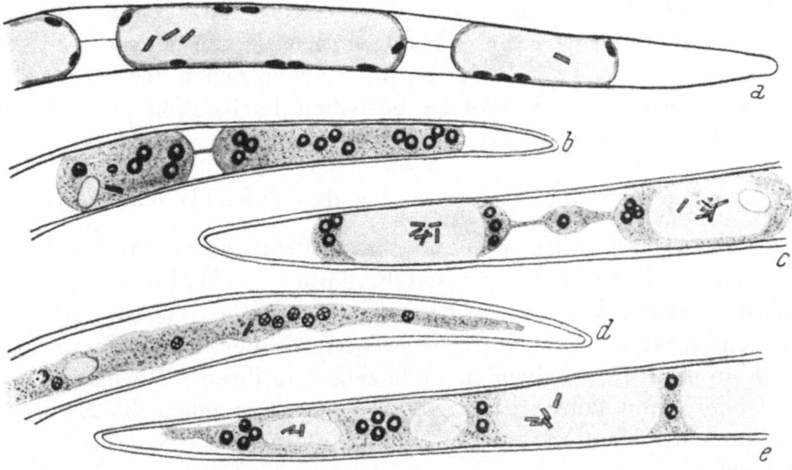

Abb. 1. *Phlomis fruticosa*: Nekrose, untersucht in 0,6 molarem KCl. a) normale Plasmolyse. Teilprotoplasten sind stark konturiert; b) beginnende Nekrose, Teilprotoplasten zeigen zarte Konturen; c) weiteres Stadium: ein der Kappenplasmolyse ähnliches Bild; d) Protoplast hebt sich auch von den Längswänden unregelmäßig ab; e) spätes Stadium: Tonoplastenplasmolyse.
(Nach Laber 1954.)

so interessant, weil sie den Nachweis der Existenz von physiologischen Gradienten innerhalb mehrzelliger Trichome erbringen. Eine Bestätigung solcher physiologischer Gradienten innerhalb mehrzelliger Trichome findet sich schon in den älteren Beobachtungen Oberths (1925) über die Verteilung des osmotischen Wertes in mehrzelligen Trichomen. Nach Oberth (1925) ist in ausgebildeten mehrzelligen Trichomen der höchste osmotische Wert stets in der apikalen Zelle gelegen. In den basalwärts folgenden Zellen sinkt er anfangs sehr rasch, später hingegen immer langsamer ab. Anläßlich von Untersuchungen über den Infektionsvorgang und die Wanderung des Tabakmosaikvirus im Pflanzenkörper konnte Zech (1952) vielfach eine deutlich polare Infektionsrichtung in den Trichomen nachweisen. In den Drüsenköpfchen und den relativ chlorophyllarmen oberen Zellen der Haare traten neben gelegentlich kleinen zerklüfteten X-Körpern frühzeitig Kristalle auf, während in den Basalzellen meist erst etwas später regelmäßige X-Körper ausgebildet wurden.

c) Entwicklungsgeschichte des Hautsystems

Die Frage nach der entwicklungsgeschichtlichen Provenienz eines Gewebes in den Kreis protoplasma-physiologischer Betrachtungen gezogen zu haben, ist das Verdienst von Kasy (1951). Auf Grund ihrer Ergebnisse an den verschiedensten Objekten über die stoffliche Verschiedenheit der Zellsäfte der Epidermis- und der Parenchymzellen kommt Kasy (1951) zu dem Schluß, daß die entwicklungsgeschichtliche frühzeitige Sonderung von Epidermis, subepidermalen Schichten und den darauffolgenden Parenchymlagen in der chemischen Differenzierung dieser Gewebeanlagen ihre Bestätigung findet.

3. Absorptionssystem

Czaja (1936) bewies für zahlreiche Vertreter aus den verschiedensten Gruppen des Pflanzenreiches (Thallophyten, Moose, Farne und Blütenpflanzen), daß die Zellwände der absorbierenden Zellen der verschiedensten Absorptionsorgane mit geeigneten basischen Farbstoffen den charakteristischen Membran-Poreneffekt ergeben.

a) Absorptionsgewebe der Thallophyten

Was die Algen betrifft, so konnte Czaja (1936) zeigen, daß bei den wenig differenzierten Formen die ganze Oberfläche des Thallus den alkalischen Membran-Poreneffekt gibt, während bei differenzierteren Thalli dieser Effekt nur mehr in jenen Partien auftritt, die der Stoffaufnahme dienen; die sich an die Luft erhebenden Teile zeigen in ihren Zellwänden entweder keinen oder einen sauren Effekt. Bei *Phycomyces* geben die Myzelhyphen den alkalischen Membranporeneffekt, die Zellwände der Sporangienträger aber nicht.

b) Rhizoiden

Eine noch deutlichere Differenzierung in absorbierende und nicht absorbierende Teile läßt sich am Thallus der Lebermoose verfolgen. Während bei der Schwimmform von *Riccia natans* noch der gesamte Thallus den alkalischen Effekt zeigt, ist dieser bei *Marchantia* auf die Rhizoiden beschränkt. Die Laubmoose zeigen eine besonders augenfällige Differenzierung. Am Protonema tritt nach Czaja (1936) der alkalische Membraneffekt der Zellwände bei sämtlichen Zellen auf, während sich an der sich in die Luft erhebenden beblätterten Pflanze überhaupt keine Farbstoffaufnahme in die Zellen und die Zellwände beobachten läßt. Bei besonders stark feuchtigkeitsliebenden Formen wie *Hookeria* zeigen auch die Zellwände sämtlicher Blattzellen den alkalischen Membraneffekt, was Czaja (1936) in dem Sinne einer Stoffaufnahme durch die Blätter deutet. Bei den Farnprothallien sind es die Zellwände der Rhizoiden, die eine besonders starke Farbstoffaufnahme erkennen lassen.

c) Wurzelhaare

Bei Blütenpflanzen zeigen den alkalischen Membranporeneffekt vor allem die Wurzelhaare oder deren Stellvertreter. Ein besonders schönes Beispiel konnte Czaja (1936) an verschiedenen *Lemna*-Arten erbringen. Während bei der wurzellosen *Lemna trisulca*, welche zweifellos mit der gesamten Blattfläche für gelöste Stoffe aufnahmefähig ist, die Wände sämtlicher Blattzellen den alkalischen Membraneffekt ergeben, vermögen bei der wurzeltragenden *Lemna gibba* nur die Wände der Wurzelzellen den Farbstoff aufzunehmen.

d) Hydropoten

Sehr bezeichnend ist schließlich das Verhalten der Schwimm- und Unterwasserblätter. An diesen Objekten wendete Czaja (1936) sein Interesse vor allem den Hydropoten zu (Mayr 1915, Herzog 1934, Meyer 1935) und

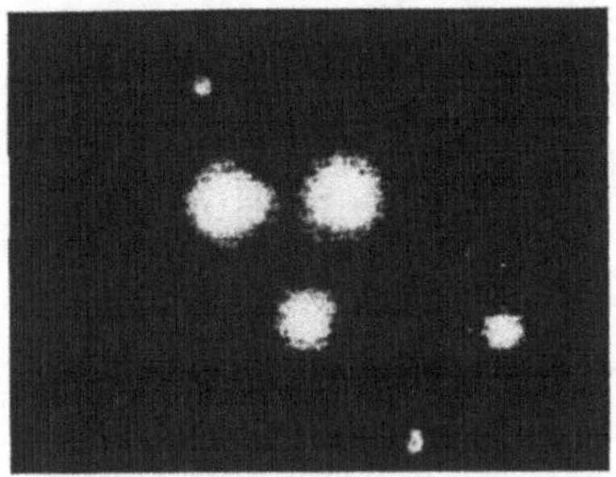

Abb. 2. Die Berberinsulfat-Aufnahme durch die Saugschuppen des Blattes von *Vriesea*. Das Eindringen des Fluoreszenzindikators an den Pforten der Saughaare in das Mesophyll-Membransystem ist deutlich zu erkennen. (Nach Strugger 1949.)

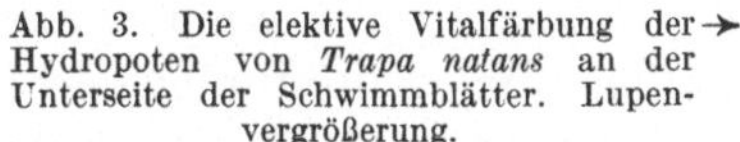

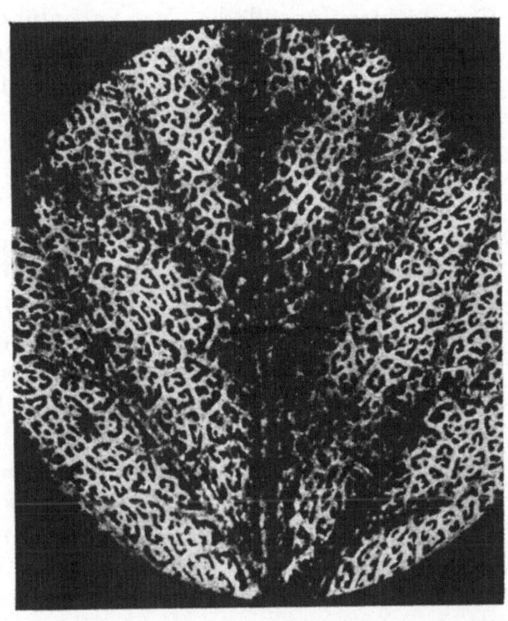

Abb. 3. Die elektive Vitalfärbung der→ Hydropoten von *Trapa natans* an der Unterseite der Schwimmblätter. Lupenvergrößerung. (Nach Strugger 1949.)

konnte für diese morphologisch so verschiedenartigen Organe einheitlich das starke Speicherungsvermögen für basische Farbstoffe nachweisen (Abb. 2, 3). Bezüglich der Hydropoten schließt sich Czaja (1936) auf Grund seiner Versuche über den Membranporeneffekt der von Meyer (1935) geäußerten Ansicht an, daß die Hydropoten als Absorptionsorgane anzusprechen sind, zumal da Czaja beobachten konnte, daß die Hydropotenzellen den gelösten Farbstoff auch in das Zell-Lumen aufnehmen und von da in das übrige Blattgewebe weitergeben.

Drawert (1938) untersuchte im Anschluß an seine Befunde am fixierten *Helodea*-Blatt (Drawert 1937) das Verhalten der Hydropoten toter Wasserpflanzen. Drawert (1937) vertritt ja die Auffassung, daß zum Ausbau der protoplasmatischen Pflanzenanatomie unbedingt parallele Untersuchungen sowohl der lebenden als auch der toten Pflanze mit den verschiedensten Methoden erforderlich sind. An Vertretern der verschiedensten Pflanzengruppen konnte Drawert (1938) zeigen, daß auch am fixierten Material ebenso wie am lebenden eine elektive Färbung der Hydropoten mit basischen Farbstoffen sich erzielen läßt. Die charakteristischen Besonderheiten dieser Färbung sind einerseits eine weitgehende CH-Unabhängigkeit, andererseits eine relativ kurze Dauer, während der die Färbung anhält, was für die relativ lockere Speicherung des Farbstoffes spricht. Im Zusammenhang mit seinem fluoreszenzoptischen Nachweis des Salzweges in den Zellmembranen führt Strugger (1949) auch Versuche mit Berberinsulfat einerseits an den Saugschuppen von *Bromeliaceen*, andererseits an den Drüsen der Kanne von *Nepenthes* an. Harbrecht (1942) konnte den Nachweis erbringen, daß in den Saugschuppen an der Blattoberfläche der Bromeliaceen eine starke Ionenaufnahme erfolgt. Mit Berberinsulfat konnte Strugger (1949) sowohl für die polsterförmigen Drüsenzellkomplexe im Gewebe der Innenfläche der *Nepenthes*-Kanne wie auch für die Saugschuppen an der Blattoberfläche der *Bromeliaceen* eine elektive Berberinsulfatfluoreszenz nachweisen, woraus sich der Schluß ziehen läßt, daß die Resorption durch die Zellmembranen der Drüsenzellen erfolgt.

4. Assimilationssystem

Im Anschluß an die Permeabilitätsuntersuchungen von Höfler und Stiegler (1930) an den Epidermis- und Parenchymzellen des Stengels von *Gentiana Sturmiana* widmete Hurch (1933) analoge Permeabilitätsstudien der Frage, wie die Permeabilitätsverhältnisse in Blattorganen liegen. Hurch (1933) kam auf Grund ihrer Versuche zu der allgemeinen Schlußfolgerung, daß auch in den Blättern die Plasmapermeabilität der Epidermis der des Grundgewebes überlegen ist (vgl. oben S. 38 ff.). Der Unterschied, den Hurch (1933) zwischen amphistomatischen (*Buphthalmum salicifolium*, *Convallaria majalis*) und hypostomatischen Pflanzen (*Stachys silvatica*) feststellen konnte, wird mit der Verteilung der Stomata in Zusammenhang gebracht, und zwar in der Weise, daß vor allem die spaltöffnungsreiche Epidermis eine stark erhöhte Permeabilität im Vergleich zu dem Mesophyllgewebe aufweist.

Die Frage, welche Beziehung zwischen assimilatorischer Leistung einer Zelle und ihrer Protoplasmatik besteht, wurde dann von Reuter (1948 b) angeschnitten. Reuter (1948 b) wählte zu ihren Versuchen die Keimblätter von *Soja hispida*, bei denen das Mesophyll aus einem fast gleichartigen Grundgewebe besteht, das die fleischige Beschaffenheit dieser Blattgebilde bewirkt. Dieser Bau ist nicht nur für die jungen Keimblätter kennzeichnend, sondern auch die herangewachsenen assimilierenden Kotyledonen besitzen in großen Zügen denselben Bau, ohne daß eine Differenzierung des Mesophyllgewebes in Palisaden- und Schwammgewebe erfolgt. Das Mesophyll stellt somit ein Gewebe dar, bei dem die einzelnen Bauelemente nur geringfügige morphologische Unterschiede aufweisen; Beobachtungen über die Ausbildung des Chlorophyllapparates der einzelnen Mesophyllzellen sprechen jedoch für stark ausgeprägte Unterschiede in der Assimilationstätigkeit der einzelnen Zellen. Die Zellen der äußersten Blattpartien der oberen Blatthälfte besitzen den Charakter von typischen Palisadenzellen, gegen das Blattinnere zu büßen die Zellen jedoch allmählich vor allem durch die mangelhafte Ausbildung ihres Chlorophyllapparates und das Auftreten von größeren Interzellularen diesen Charakter ein. Ganz ähnlich liegen die

Verhältnisse auf der unteren Blatthälfte. Reuter (1948 b) versuchte nun für sechs verschiedene Schichten des Mesophyllgewebes charakteristische zellphysiologische Eigenschaften festzustellen (Abb. 4). Die sich dabei ergebenden Transversalgradienten innerhalb des Mesophylls führt Reuter (1948 b) im wesentlichen auf Unterschiede in der assimilatorischen Leistung der einzelnen Zellen zurück. Die für die einzelnen untersuchten Mesophyllschichten charakteristischen Zelltypen sind in Abb. 4 und Tabelle 2 wiedergegeben. Kurz zusammengefaßt brachten die Versuche Reuters (1948 b) die folgenden Ergebnisse:

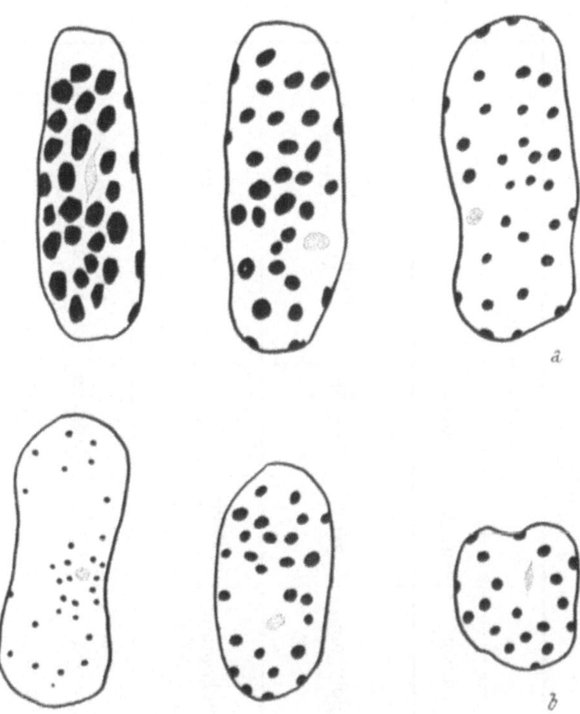

Abb. 4. Lage und Ausbildung der Plastiden und Kernform in den einzelnen Mesophyllzellen des Keimblattes von *Soja hispida*. (Nach Reuter 1948 b.)

α) **Verhalten bei Plasmolyse.** Bei den Zellen mit unvollkommen entwickelten Plastiden erfolgt die Plasmolyse krampfartig, während sich bei den Zellen, deren Plastiden auf einer höheren Entwicklungsstufe stehen, konvexe Plasmolyseformen beobachten lassen. Bei den Zellen, bei denen die Plastiden die vollkommenste Entwicklung erreicht haben, erfolgt die Plasmolyse wieder schwerer. Für alle untersuchten Zelltypen scheint nach Reuter (1948 b) im allgemeinen die Regel zu gelten, daß zwischen der Lage der Plastiden und den positiven bzw. negativen Plasmolyseorten eine mehr oder weniger deutliche Beziehung besteht.

β) **Viskosität.** Die Viskosität ist bei Zellen mit unvollkommen entwickelten Plastiden relativ hoch; mit zunehmender Entwicklung der Plastiden nimmt die Viskosität ab; die Zellen, deren Plastiden die vollkommenste Entwicklung zeigen, besitzen jedoch wieder eine höhere Viskosität.

γ) **Osmotischer Wert.** Je besser die Ausbildung der Plastiden war, ein um so höherer osmotischer Wert wurde gefunden.

δ) **Vitalfärbung mit Neutralrot.** Die Lage des Umschlagspunktes zwischen Membran- und Zellsaftfärbung zeigt deutliche Beziehungen zur Entwicklungshöhe der Plastiden. Bei Zellen mit stark entwickelter Assimilationstätigkeit liegt der Umschlagspunkt zwischen Membran- und Zellsaft-

Tabelle 2.

Zell-gruppe	Kern			Plastiden				Stärke	
	-form	-größe	-lage	-form	-größe	-farbe	-lage	Assimilations-	Reserve-
1	oval bis spindelig	groß	wandständig, von beiden Zellenden gleich weit entfernt	polygonal	groß	tiefgrün	dicht geschlossene Mantelfläche	viel	keine
2	oval bis rund	groß	wandständig, dem inneren Zellende genähert	polygonal bis oval	mittel-groß bis groß	tiefgrün	Mantelfläche und innere Querwand	viel	keine
3	rund	groß	im Zellinnern	oval	klein	blaßgrün	an allen Zellwänden verstreut, meist gegen das Zellinnere verlagert	keine	keine
4	rund	groß	im Zellinnern	oval	klein	blaßgrün	an allen Zellwänden verstreut, meist gegen das Zellinnere verlagert	keine	keine
5	rund bis oval	groß	wandständig, dem inneren Zellende genähert	oval	mittel-groß	grün	Mantelfläche und innere Querwand	viel	keine
6	oval bis spindelig	groß	wandständig, keine bevorzugte Stelle	vereinzelte polygonal, sonst oval	mittel-groß bis groß	tiefgrün	an allen Zellwänden verstreut	viel	keine

färbung im alkalischen Bereich, je unvollkommener die Entwicklung der Plastiden ist, desto mehr wird dieser Umschlagspunkt in den sauren Bereich verschoben.

ε) **Resistenz.** Durch Versuche über die Salz- und Ätherresistenz ließen sich Resistenzgradienten nachweisen, die analog den osmotischen Gradienten verlaufen, d. h. je größer die assimilatorische Leistung, um so größer die Resistenz des Plasmas.

ζ) **Harnstoffpermeabilität.** Reuter (1948 b) konnte zeigen, daß bei den Mesophyllzellen des Keimblattes von *Soja hispida* mit zunehmender Assimilationstätigkeit eine Zunahme der Harnstoffpermeabilität erfolgt.

η) **Polarität.** Die schon von Lewis (1945) durch Versuche über die Adsorption von basischen und sauren Farbstoffen an der Zellmembran bei anderen Objekten nachgewiesene Polarität der Mesophyllzellen fand Reuter (1948 b) auch bei den Mesophyllzellen durch Plasmolyseversuche bestätigt.

5. Leitungssystem

Was das Leitungssystem betrifft, so wurden bis jetzt vom protoplasmaphysiologischen Standpunkt einerseits den Siebröhren, andererseits dem Transfusionsgewebe besonderes Interesse zugewendet. Die Endodermis soll, dem Aufbau von Haberlandts (1924) „Physiologischer Pflanzenanatomie" folgend, gleichfalls im Anschluß an das Leitungssystem behandelt werden.

a) Siebröhren

Nicht nur in der Literatur der neueren Zeit, sondern auch schon bei älteren Autoren nimmt das Siebröhrenproblem eine viel umstrittene Stellung ein. Von den älteren Autoren sei nur auf De Bary (1877) hingewiesen, der die Frage aufwarf, ob es zulässig sei, den Schleiminhalt der Siebröhren, besonders den „seitlichen Wandüberzug" als Protoplasma zu bezeichnen, da ihm wesentliche Plasmakriterien, wie Strömung, Besitz eines Kernes und gewisse Färbungseigenschaften, fehlen. Erst gegen Ende des vorigen Jahrhunderts hat sich die Lehre von dem lebenden Siebröhreninhalt durchgesetzt. In der Literatur der neueren Zeit stehen sich vor allem zwei Meinungen gegenüber. Einerseits stellten Huber und Rouschal (1938) die Hypothese auf, daß die Leitfähigkeit der Siebröhren erst in einem prämortalen Zustand hoher Plasmadurchlässigkeit erreicht wird, eine Auffassung, die auch von Crafts (1931, 1939) geteilt wird. Andererseits konnte Schumacher (1933, 1939) an einer ganzen Reihe von Objekten Angaben über die Plasmolysierbarkeit und damit die volle Lebensaktivität der Siebröhren machen. Crafts (1931) hat als erster berichtet, daß vollentwickelte Siebröhren im Gegensatz zu ihren Jugendstadien eine Reihe von besonderen Eigenschaften aufweisen; das Vermögen, Vitalfarbstoffe wie Neutralrot in ihren Vakuolen anzureichern, wird nach Crafts (1931) mit Beginn der Leitfähigkeit der Siebröhren eingebüßt und ebenso die Plasmolysierbarkeit, da anscheinend die Permeabilität der vollentwickelten Siebröhrenprotoplasten gewaltig erhöht ist. Huber und Rouschal (1938) schlossen sich der Auffassung von Crafts (1931) an, obwohl ihre eigenen Befunde keine volle Übereinstimmung mit den Angaben von Crafts zeigen. Schumacher (1933, 1939) konnte jedoch an für solche Versuche besonders günstigen Objekten, wie *Pelargonium, Clerodendron, Datura, Sparmannia, Senecio*, zeigen, daß die Plasmolyse mit Rohrzucker gut vertragen wird. Die Form der Plasmolyse ist eine Krampfplasmolyse, die besonders in der Mitte der Siebröhre einsetzt, während an den Platten eine Abhebung des Protoplasten seltener zu beobachten ist. Den Nachweis, daß es sich bei den untersuchten Siebröhren um aktive leitungsfähige Elemente handelt, erbrachte Schumacher dadurch, daß er zu seinen Versuchen einerseits nur solche Siebröhren heranzog, in denen der Farbstoff Fluorescein gewandert war, so daß mit Sicherheit anzunehmen ist, daß die Zellen zum mindesten für diesen Farbstoff leitungsfähig sind, andererseits verwendete er zu seinen Versuchen Objekte ohne sekundäres Dickenwachstum. Die Ursache in den Unstimmigkeiten in den Ergebnissen zu der Frage der Protoplasmatik der Siebröhren sieht Schumacher (1939) in der überaus großen Empfindlichkeit des Siebröhrenplasmas, das infolge der Eingriffe bei der Präparation leicht stärkere, wenn nicht letale Veränderungen erleiden kann.

In einer späteren Untersuchung kommt Rouschal (1941) zu dem Schluß, daß die funktionstüchtigen Siebröhren einen grundverschiedenen Plasmazustand gegenüber den jungen undifferenzierten zeigen. Mit der fortschreitenden Entwicklung büßen die Siebröhren sehr von ihrem Lipoidgehalt ein und werden stark hydratisiert, wodurch sie einen äußerst labilen Zustand erlangen. Der Verwässerung des Plasmas folgt der Kernverlust. Rouschal (1941) erörtert auch die Möglichkeit, daß die reifen Siebröhren keinen oder einen sehr veränderten Tonoplasten gegenüber normalen (Parenchym-) Zellen haben. Die Plasmolysierbarkeit der funktionstüchtigen Siebröhren gibt Rouschal (1941) mit gewissen Einschränkungen zu. Bei Färbungsversuchen mit Neutralrot erhielt Rouschal (1941) nur bei jungen Siebröhren positive Ergebnisse. Die Fähigkeit zur Neutralrotspeicherung erlischt nach Rouschal (1941) in der Vakuole sehr früh, bevor noch irgendwelche mikroskopische Veränderungen des Protoplasten gegenüber den ganz jungen kambiumnahen Siebröhren zu erkennen sind. Die Farbe des gespeicherten Neutralrotes zeigt bei den Versuchen Rouschals (1941) in den Kambiumzellen und den jungen Siebröhren einen mennigroten Farbton, während die Parenchymbänder das Neutralrot mit purpurner Farbe speichern. Aus diesen Versuchen in Verbindung mit fluoreszenzmikroskopischen Beobachtungen zieht Rouschal (1941) den Schluß, daß schon im Kambium sowie in den jungen Siebröhren die Reaktion des Zellsaftes alkalisch ist; reife Siebröhren zeichnen sich nach Rouschal (1941) durch Gerbstoff- und Lipoidarmut aus (Drawert 1940).

Weitere Literaturangaben zur Frage der Protoplasmatik der Siebröhren finden sich bei Small (1939), Esau (1939, 1947), Salmon (1947) und Pigneur (1947). Esau (1947) unterscheidet hinsichtlich der Entstehung und des Verhaltens zwei Arten von Siebröhren-Einschlüssen — „slime bodies" und „extruded nucleoli" —, die anscheinend in einer Wechselwirkung zueinander stehen. Schleimkörper lassen sich nur in den jungen Siebröhren-Protoplasten nachweisen, wenn die Kerne noch intakt sind, während in reifen Siebröhren in vielen Fällen erst nach einer deutlich nachweisbaren „extrusion of nucleoli" die Kerne vollkommen verschwinden. Nach WILLIAM (1945) ist das Phloem der Blattstielgefäßbündel (*Beta*) der Ort der Umwandlung der von der Blattlamina zugeleiteten reduzierenden Zucker in Rohrzucker, während das Parenchym des Blattstieles nicht dazu befähigt ist.

b) Transfusionsgewebe

HUBER (1947) hat der Untersuchung des Transfusionsgewebes der Koniferennadel eine kurze Untersuchung gewidmet. Während HUBER (1947) bei seinen Untersuchungen vor allem auf die Anordnung und Verteilung des Transfusionsgewebes Wert legte, stellt er eine genauere Untersuchung der Protoplasmatik dieses Gewebes für die Zukunft in Aussicht.

c) Endodermis

Über die protoplasmatischen Eigenschaften der Endodermiszellen, speziell der Primärendodermis, findet sich eine Reihe von Angaben bei GUTTENBERG (1943). GUTTENBERG (1943) weist darauf hin, daß mit der fortschreitenden Entwicklung der Endodermis von dem primären zum sekundären und schließlich zum tertiären Zustand eine kontinuierliche Abnahme der Permeabilität sich vollzieht. Im Primärzustand regulieren die Protoplasten den Stoffdurchfluß, die Tangentialwände sind permeabel, alle radial orientierten Wände jedoch durch die Ausbildung des Casparystreifens für den Durchgang gelöster Substanzen mehr oder weniger gesperrt. Während sich eine fortschreitende Abnahme der Durchlässigkeit für gelöste Substanzen verfolgen läßt, bleibt die Wasserpermeabilität jedoch auch in späteren Stadien erhalten. Interessant ist die Feststellung GUTTENBERGS (1943), daß die Primärendodermis der Wurzel meist so lange erhalten bleibt, als die Wurzelhaare funktionieren, was die große Bedeutung des Primärzustandes für die Wasseraufnahme vermuten läßt. Eine polar gerichtete Durchlässigkeit der Protoplasten der Primärendodermiszellen für Salze findet eine Parallele in der von URSPRUNG und BLUM (1925) nachgewiesenen inhomogenen Saugkraft der Zellen, da URSPRUNG und BLUM (1925) die Ursache für diese Erscheinung in einer höheren Durchlässigkeit der der inneren Tangentialwand anliegenden Plasmaschicht im Vergleich mit der nach außen gerichteten sehen. Plasmolysierte Endodermiszellen ergeben das auffallende Bild der sogenannten „Bandplasmolyse" (PFITZER 1867, GRAVIS 1898, BEWISCH 1926, WEBER 1929, SCHNEE 1936), wobei sich das Protoplasma überall von den Wänden loslöst und nur an den Casparyschen Streifen haften bleibt, so daß es den Zentralzylinder als ein zusammenhängendes Band umgibt. KOLDA (1937) geht sogar so weit, bei ihren Versuchen diese eigenartige Plasmolyseform statt einer Färbung zum Nachweis der Casparyschen Streifen zu verwenden. — Im Zusammenhang mit dem Endodermisproblem verdient die Auffassung GUTTENBERGS (1943) besondere Beachtung, der in der Endodermis vor allem eine „wuchsstoffbegrenzende Scheide" sieht, eine Auffassung, die viele Fragen der Formbildung und der korrelativen Wirkung von Zellen und Geweben in einem ganz neuen Licht erscheinen läßt.

Was die chemische Beschaffenheit der Endodermis anlangt, so werden in neuerer Zeit immer mehr fluoreszenzmikroskopische Untersuchungen zur Klärung dieser Frage herangezogen (HAITINGER 1935, 1938, HAITINGER und LINSBAUER 1933, 1935, LUHAN 1947).

6. Durchlüftungssystem

Unter den bisher im Rahmen der protoplasmatischen Pflanzenanatomie untersuchten Gewebearten stellen die Schließzellen der Spaltöffnungen ein besonders markantes Beispiel dar für die Behandlung des Problems der Beziehung zwischen Funktion und protoplasma-anatomischem Verhalten. Liegen doch gerade für Spaltöffnungen neben Untersuchungen an voll funktionsfähigen Stomata bereits auch eine ganze Reihe von Untersuchungen an Stomata vor, die eine Funktionsänderung oder einen Funktionsverlust erfahren haben.

a) Vollentwickelte Stomata

Die protoplasma-anatomischen Untersuchungen (SAYRE 1923, 1926, NICOLIČ 1925, KISSELEW 1925, SCARTH 1927, 1929, 1932, BEYER 1929, BOAS 1929, WEBER 1925 a, b, 1926, 1927, 1930 a, b, 1931, 1932 a, 1933, LINSBAUER 1926, 1927, PEKAREK 1933, 1936, SMALL und MAXWELL 1939, R. HÖFLER 1939, REUTER 1938 b, 1943, SCHEITTERER und WEBER 1930, DRAWERT 1941 u. a.) an vollentwickelten Schließzellen haben ergeben, daß bei den Spaltöffnungsbewegungen neben den enzymatischen Kohlehydratumwandlungen (enzymatische Theorie der Stomatabewegungen von ILJIN 1915) kolloidale Umwandlungen sowohl im Plasma als auch im Zellsaft für den Öffnungs- und Schließprozeß der Stomata wesentlich sind. In diesen kolloidalen Umwandlungen läßt sich eine Teilursache zu einer Änderung der Wasserkapazität und damit der Turgorverhältnisse der Zelle sehen (BÜNNING 1939); außerdem muß ein Zusammenhang zwischen diesen kolloidalen Zuständen und der Fermentaktivität angenommen werden, wodurch sich eine Verbindung der beobachteten Erscheinungen mit den enzymatischen Kohlehydratumwandlungen herstellen läßt.

α) **Viskosität des Plasmas.** Daß der kolloidale Zustand des Plasmas bei den Öffnungs- und Schließbewegungen starke Umstellungen erfährt, geht aus den Versuchen WEBERS (1925 a) über die Plasmolyseform der Schließzellen bei offener und geschlossener Spalte hervor. Bei offener Spalte zeigen die Schließzellen Krampfplasmolyse, bei geschlossener Spalte dagegen Konvexplasmolyse (Abb. 5 u. 6). Diese Änderungen in der Plasmolyseform lassen sich als Änderungen in der Viskosität des Plasmas erklären.

β) **Permeabilität.** Besondere Bedeutung muß den Ergebnissen der Permeabilitätsversuche mit Schließzellen von WEBER (1930 b, 1931, 1933),

REUTER (1943) und STÖGER (1950) beigemessen werden. WEBER (1930) konnte für verschiedene Pflanzen feststellen, daß sich die Schließzellen in starken Glyzerin- und Harnstofflösungen nicht plasmolysieren lassen. Die Erklärung für diese Erscheinung sieht WEBER (1930) darin, daß die Schließzellen für die genannten Plasmolytica eine enorm hohe Permeabilität aufweisen, d. h. daß es entweder überhaupt gar nicht zu einer Plasmolyse kommt oder daß die Plasmolyse überaus rasch zurückgeht. WEBER (1931) konnte weiter zeigen, daß diese hohe Permeabilität im Zusammenhang mit dem Öffnungszustand der Stomata steht. Er fand nämlich, daß Schließzellen mit hohem osmotischem Wert und relativ viskosem Cytoplasma (Stomata mit Öffnungstendenz) für Harnstoff leicht permeabel sind, während Schließzellen mit niedrigem osmotischem Wert und relativ fluidem Cytoplasma für Harnstoff schwer permeabel sind (Abb. 7). Ebenfalls im Zusammenhang mit der Frage der Permeabilität der Schließzellen seien die Versuche WEBERS (1933) über Vitalfärbung mit einem Farbstoffgemisch Neutralrot-Methylgrün erwähnt, wobei die Schließzellen vitale Zellsaftfärbung mit Neutralrot, die übrigen Epidermiszellen vitale Zellsaftfärbung mit Methylgrün (*Bellis perennis*) zeigten. WEBER (1933) vermutet, daß diese Differenz in der Vitalfärbung gleichfalls auf Unterschiede in der Permeabilität zurückgeht (Abb. 8).

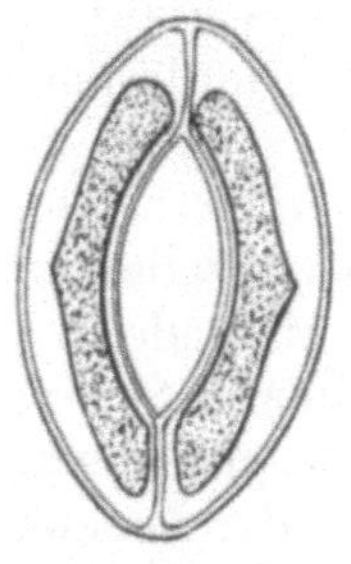

Abb. 5. Spaltöffnung vor der Plasmolyse geschlossen. Plasmolyse in 40%igem Rohrzucker. Konvexe Plasmolyseform. Plasmolyseorte gesetzmäßig verteilt.
(Nach WEBER 1925.)

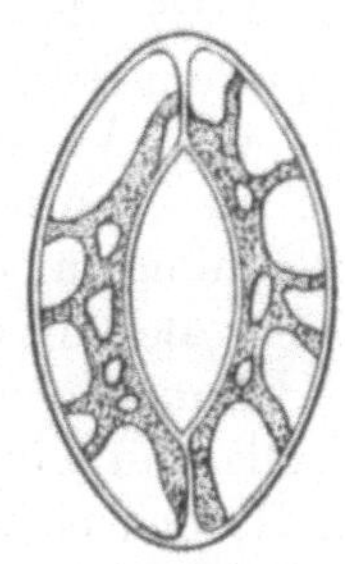

Abb. 6. Spaltöffnung vor der Plasmolyse weit offen. Plasmolyse in 40%igem Rohrzucker. Krampfplasmolyse.
(Nach WEBER 1925.)

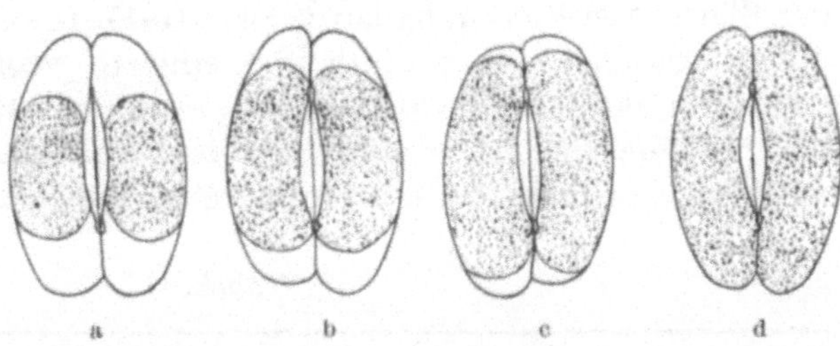

Abb. 7. Schließzellenpaar von *Ranunculus ficaria*: a) sofort nach dem Einlegen in 24%ige Harnstofflösung; b) 2 Minuten später, infolge der Harnstoffendosmose geht die Plasmolyse zurück; c) weitere 2 Minuten später; d) nach 8 Minuten langem Verweilen in Harnstoff ist eine völlige Deplasmolyse eingetreten.
(Nach WEBER 1930.)

Durch diese Ergebnisse WEBERS (1930, 1931, 1933) gewann die schon von LINSBAUER (1917) und später von NICOLIČ (1925) geäußerte Ansicht, daß Permeabilitätsänderungen des Plasmas an den Spaltöffnungsbewegungen wesentlich beteiligt sind, wieder an Interesse; auch die Versuche KISSELEWS (1925) mit Hilfe der Methode der Vitalfärbung, die allerdings bei WEBER (1926) und namentlich bei LINSBAUER (1927) eine lebhafte Kritik gefunden haben, wiesen Permeabilitätsverschiedenheiten der Schließzellen offener und geschlossener Spalte nach. PEKAREK (1936) hat anläßlich einer kritischen Stellungnahme zu den Untersuchungsmethoden, die zur Aufstellung der

„Permeabilitätstheorie" der Stomatabewegung geführt haben, betont, daß im Hinblick auf die Wichtigkeit der Frage nach den Permeabilitätseigenschaften der Schließzellen es äußerst zu bedauern ist, daß die Form der Schließzellen und die Art der Plasmolyse quantitative Permeabilitätsmessungen sehr erschweren, ja sogar fast unmöglich machen. REUTER (1943) hat, auf die Beobachtungen WEBERS (1930, 1931) über den Verlauf der Plasmolyse und Deplasmolyse in stark hypertonischen Harnstofflösungen gestützt, den Versuch gemacht, eine Methode zur quantitativen Permeabilitätsbestimmung für Stomatazellen auszuarbeiten. Bei dieser Methode wird aus der Öffnungsbewegung, die in den Schließzellen in einer hypertonischen Harnstofflösung einsetzt, die Zunahme der Turgordehnung im Laufe einer bestimmten Zeitspanne festgestellt und mit Hilfe einer vorher für das betreffende Versuchsobjekt ermittelten Kurve, die die Beziehung der Druckdifferenz zur Turgordehnung festhält, aus dem Grad der Zunahme der Turgordehnung die Drucksteigerung im Innern der Zelle und somit die Menge des eingedrungenen Stoffes annähernd bestimmt. Für die Stomata der Blätter von *Vicia faba* hat REUTER (1943) für drei verschiedene primäre Öffnungszustände — nämlich für schwach geöffnete, mittelmäßig und schließlich stark geöffnete Stomata — die in Tab. 3 angegebenen Werte erhalten, die eine hinreichend genaue Vergleichsmöglichkeit für die Permeabilitätseigenschaften der Schließzellen dieser drei Öffnungszustände er-

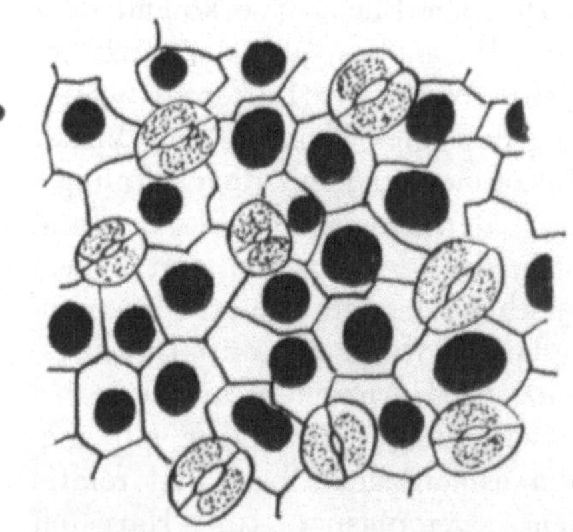

Abb. 8. Epidermis der Blattunterseite von *Bellis perennis* vital gefärbt und plasmolysiert in 1 mol KCL-Lösung mit Neutralrot und Methylgrün. Die Schließzellen (Zellsaft) (punktiert) rot gefärbt, die übrigen Epidermiszellen (Zellsaft) (schwarz) blau gefärbt. Schematisiert. (Nach WEBER 1933.)

Tabelle 3.

Öffnungszustand der Stomata	Grad der Turgordehnung	Relativer Wert für die Turgordehnung	Auf Grund der Kurve festgestellter Wert für die Druckdifferenz
Schwach geöffnet	28,2	1,033	0,14
Stärker geöffnet	29,2	1,069	0,22
Stark geöffnet	30,2	1,106	0,25

geben, wenn sie auch nicht den Anspruch darauf erheben dürfen, als absolute Permeabilitätskonstante gewertet zu werden.

STÖGER (1950) hat die Methode REUTERS (1943) in den Dienst ausgedehnterer Permeabilitätsuntersuchungen an Spaltöffnungen von *Tradescantia viridis* gestellt, wobei die Möglichkeit in Betracht gezogen wurde, daß die kolloidchemischen Veränderungen in den Schließzellen bei den von STÅLFELT

(1929) unterschiedenen Reaktionssystemen, und zwar vor allem dem photoaktiven und dem hydroaktiven System, verschiedener Natur sind. Es wurde daher bei diesen Versuchen einerseits die Lichtintensität, andererseits der Feuchtigkeitsgrad variiert und unter diesen geänderten Außenbedingungen die Durchlässigkeit des Schließzellenplasmas für verschiedene Stoffe bestimmt. Stöger (1930) fand, daß die Höhe der Durchlässigkeit des Schließzellenplasmas in erster Linie von der Lichtintensität abhängig ist und erst sekundär von dem Feuchtigkeitsgrad bestimmt wird. Maximale Durchlässigkeit fand Stöger (1930) bei einer kombinierten photoaktiven und hydroaktiven Öffnungstendenz. Zeigten die beiden Reaktionssysteme gegensinnigen Verlauf, d. h. war photoaktive Öffnungs- und hydroaktive Schließtendenz miteinander gekoppelt oder umgekehrt, dann besaßen die Schließzellen eine verminderte Durchlässigkeit. Was die Natur der betreffenden Stoffe anlangt, so zeigten die Schließzellen für Acetamid unter allen Versuchsbedingungen die höchste Permeabilität, für Glyzerin die geringste Durchlässigkeit. Die übrigen verwendeten Stoffe — Harnstoff, Sulfoharnstoff, Methylharnstoff — besaßen eine mittlere Permeation.

Die Anwendung einer solchen Methode der Schätzung der Harnstoffpermeabilität der Schließzellen aus ihrer Volumszunahme besitzt allerdings eine gewisse Einschränkung, wie Mouravieff (1951 a, b) zeigen konnte. Solche Methoden werden nur bei jenen Objekten — zu denen auch *Vicia faba* gehört — zu richtigen Ergebnissen führen, bei denen die Epidermiszellen keine oder nur eine äußerst geringe Durchlässigkeit für Harnstoff besitzen; weisen die Epidermiszellen jedoch auch eine stärkere Durchlässigkeit für Harnstoff auf, wie z. B. im Falle von *Caltha palustris* oder *Ranunculus Flammula,* dann werden die Ergebnisse durch die Turgeszenz der Epidermiszellen beeinflußt, eine Beeinflussung, die beachtliche Höhe erreichen kann (Mouravieff 1951 a, b).

γ) **Resistenz.** Die besonderen Resistenzeigenschaften der Schließzellen sind schon lange bekannt. Nach Molisch (1897) bleiben beim Erfrieren von Blättern die Schließzellen allein am Leben. Höhere Resistenz zeigen die Schließzellen auch gegen Fäulnis (Leitgeb 1886, Hagen 1916), gegen Hitze (Weber 1926), gegen Narkotika (Kindermann 1902), gegen Gallensalze (Boas 1929, Weber 1932 a), gegen Gifte (Linsbauer 1926). Andererseits sind die Schließzellen relativ empfindlich gegen Tabakrauch (Purkit 1912) und vertragen Wasserverlust (Welken der Blätter) schlecht (Iljin 1923, Weber 1926).

δ) **Kern.** Daß als besonders sinnfälliger Ausdruck der kolloidalen Veränderungen innerhalb der lebenden Schließzellen die Kernformveränderungen bei dem Öffnungs- und Schließvorgang anzusehen sind, konnte gleichfalls Weber (1923 a, b) zeigen. Bei geöffneter Spalte besitzen die Kerne in den Schließzellen runde Formen, während sie bei geschlossener Spalte spindelförmige Umrisse aufweisen (Abb. 9). Diese Kernformänderungen stehen nach Weber (1923 a, b) in innigem Zusammenhang mit dem Stärkegehalt der Zellen.

ε) **Zellsaft.** Neben solchen Veränderungen, die Plasma und Kern betreffen, müssen aber auch als besonders auffallend die kolloidalen Veränderungen im Vakuom der Schließzellen angesehen werden. Durch solche kolloidchemische Besonderheiten des Zellsaftes unterscheiden sich die Schließzellen einerseits wesentlich von den übrigen Epidermiszellen, es kann aber andererseits auch ein Zusammenhang zwischen den beobachteten, als Entmischungserscheinungen gedeuteten kolloidchemischen Veränderungen und dem Öffnungsmechanismus angenommen werden (Beyer 1929). Es handelt sich dabei um die von Weber (1930 a) und anderen beschriebenen Erscheinungen der Tropfenbildung, der Aggregation und der Vakuolenkontraktion, die besonders deutlich in Erscheinung tritt unter der Einwirkung einer schwach konzentrierten Neutralrotlösung (Abb. 10). Die erwähnten kolloidalen Umwandlungen brachten einige Autoren in Beziehung zu Änderungen in der intrazellulären Wasserstoffionenkonzentration (Sayre 1923, 1926, Scarth 1927, 1929, 1932). Für die Stomata von *Rumex acetosa* konnte Pekarek (1933) zeigen, daß bei den durch Änderung der Lichtintensität induzierten Öffnungs- und Schließbewegungen der Stomata reversible Verschiebungen des pH-Wertes im Vakuom der Schließzellen, aber auch der Epidermiszellen erfolgen. Die Ergebnisse seiner Vitalfärbungsversuche mit Neutralrot deutet Pekarek (1933) in dem Sinne, daß mit abnehmender Lichtintensität sich in den Schließzellen eine Verschiebung des pH-Wertes nach der sauren Seite, in den Neben- und Epidermiszellen nach der alkalischen Seite vollzieht (Abb. 11, 12). Auf Grund dieser Ergebnisse versucht Pekarek (1933) eine Verbindung seiner Resultate mit der Scarthschen Aziditätstheorie der Spaltöffnungsbewegungen herzustellen, die besagt, daß die hauptsächlichste Funktion der Stomata darin besteht, gerade den Faktor zu regulieren, durch den ihre Bewegungen vermutlich

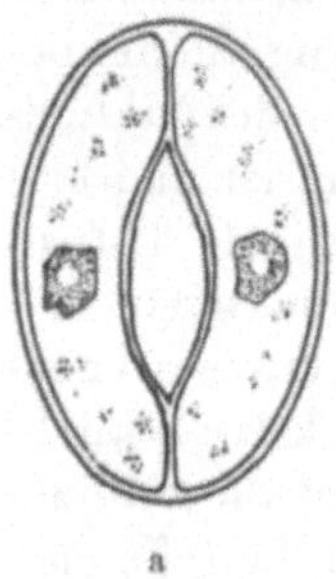

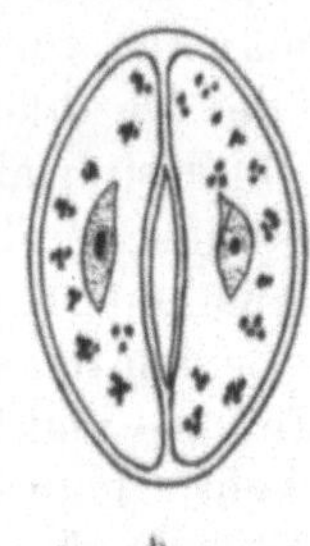

Abb. 9. Kernform- und Stärkewechsel bei funktionierenden Schließzellen von *Dahlia variabilis*. a) Spaltöffnung geöffnet, in den Schließzellen wenig Stärke (schwarze Pünktchen), der Zellkern abgerundet oder amöboid, in seiner Mitte eine Vakuole; b) Spaltöffnung geschlossen, in den Schließzellen viel Stärke, der Zellkern spindelförmig, mit einem großen Nukleolus in der Mitte. (Nach Weber 1931.)

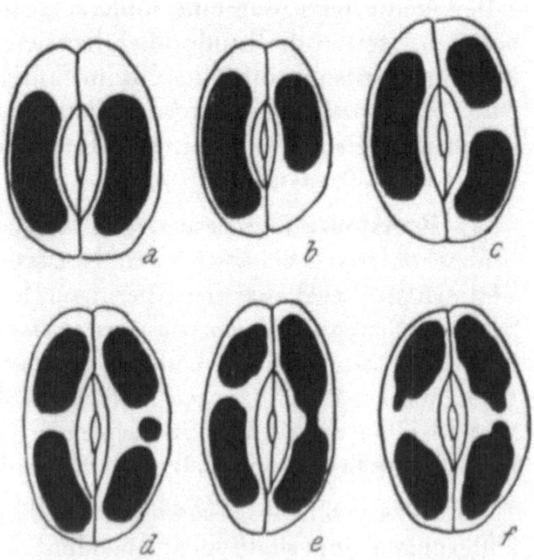

Abb. 10. Stomata von *Rumex acetosa*. Vitalfärbung mit Neutralrot. Vakuolenkontraktion verschiedenen Grades. a und b Vakuole nicht zerteilt; c—f Vacuole in zwei oder mehrere Teile zerteilt. (Nach Weber 1930 a.)

selbst zum Teil reguliert werden, nämlich den Kohlendioxydgehalt des Blattes im allgemeinen und den der Schließzellen im besonderen.

Die Beobachtungen PEKAREKS (1933) verdienen überdies noch vom Standpunkt der Frage, ob die Neben- bzw. Epidermiszellen an den Spaltöffnungsbewegungen aktiv beteiligt sind, Beachtung (vgl. S. 71 ff.). Im Sinne der

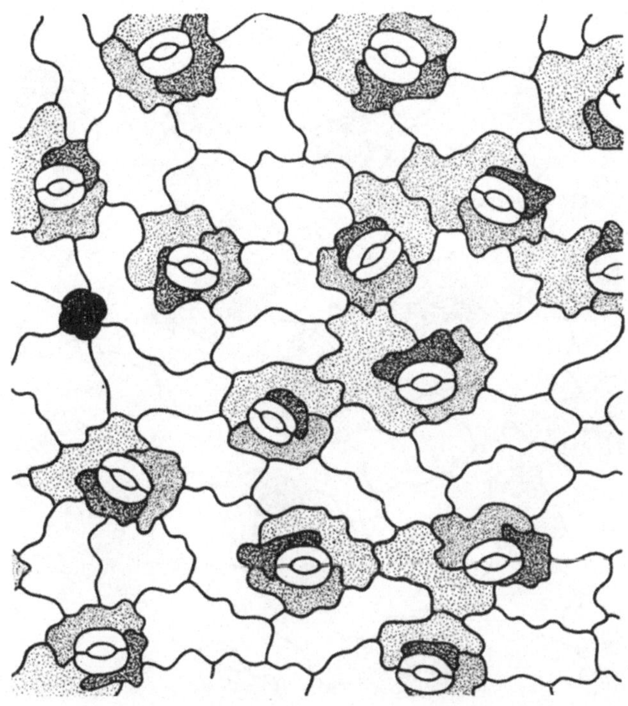

Abb. 11. Schematische Darstellung des Färbeergebnisses eines belichteten, mit Neutralrot infiltrierten Blattes von *Rumex acetosa* 3 Stunden nach Versuchsbeginn, Schließzellen und die meisten Epidermiszellen vollkommen farbstofffrei. Nur die Drüsenzellen sowie die Nebenzellen und die an sie grenzenden Epidermiszellen zeigen eine Farbstoffspeicherung. Die Punktierung soll die rote Farbe des gespeicherten Neutralrots anzeigen, die Dichte der Punktierung die Intensität der Färbung.
(Nach PEKAREK 1933.)

Scarthschen Auffassung zieht PEKAREK (1933) die Möglichkeit in Betracht, daß in den Epidermiszellen durch Aziditätsänderungen Turgorschwankungen auftreten können, die nicht von wesentlichen Änderungen im osmotischen Wert dieser Zellen begleitet sein müssen.

ζ) **Plastiden.** Über die besonderen Eigenschaften der Plastiden der Stomatazellen liegen einige interessante Mitteilungen vor. THALER (1933), die das Auftreten von „Proteinoplasten" in dem von MOLISCH (1901) definierten Sinne, d. h. von Plastiden mit Eiweißeinschlüssen sowohl amorpher als auch parakristalliner Natur in den Epidermiszellen der Laubblätter von *Colchicum autumnale, Helleborus corsicus* und *Cerinthe minor* näher studierte, kommt zu dem Schluß, daß den Schließzellen regelmäßig

Proteinoplasten fehlen, während die Epidermiszellen solche Plastiden enthalten (Abb. 13). Weitere Angaben über diese Proteinoplasten finden sich bei HÄRTEL und THALER (1953). Nach den angeführten Angaben fehlt den Schließzellen die Fähigkeit, geformte Proteinkörper zu bilden. KENDA. THALER und WEBER (1953) konnten weiters an vergilbten Blättern einer Reihe daraufhin untersuchter Pflanzen in den Schließzellen unverändert

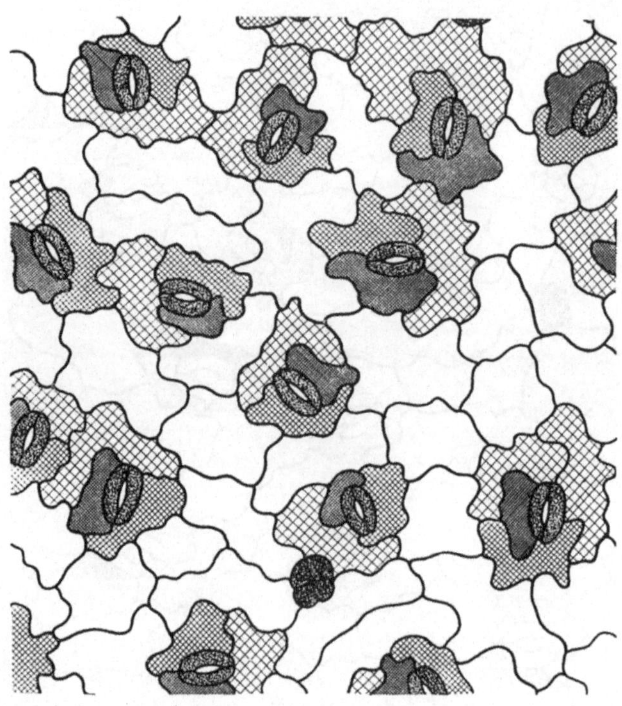

Abb. 12. Schematische Darstellung des Färbeergebnisses eines verdunkelten, mit Neutralrot infiltrierten Blattes von *Rumex acetosa* 4 Stunden nach Versuchsbeginn. Die Schließzellen sind intensiv gefärbt (himbeerrot). Die Drüsenzellen zeigen purpurrote Färbung, die Nebenzellen und die an sie grenzenden Epidermiszellen zeigen eine orangegelbe Färbung. Punktierung soll den roten, Schraffierung den orangegelben Farbton des gespeicherten Neutralrots anzeigen, die Dichte der Punktierung und Schraffierung hingegen die Intensität der Färbung.

(Nach PEKAREK 1933.)

grüne Chloroplasten feststellen; es geht demnach in den Stomatazellen die Metamorphose der Chloroplasten in Chromoplasten nicht vonstatten. Die Plastiden scheinen also nicht die Fähigkeit zu besitzen, Chromoplasten-Karotinoide zu bilden, was mit den Ergebnissen von SCHITTENGRUBER (1953 c) an Blütenblättern, deren Epidermis durch den Besitz von Chromoplasten karotingelb gefärbt ist, übereinstimmt. An solchen Objekten konnte SCHITTENGRUBER (1953 c) nämlich den Nachweis erbringen, daß den Schließzellen der Stomata die Chromoplasten fehlen; die Stomatazellen sind also nicht gelb gefärbt. Ältere Beobachtungen über das Fehlen von sehr feinen stabförmigen Chromoplasten in den Schließzellen und auch Nebenzellen der orangegelben Sepalen von *Strelitzia reginae* finden sich bei MÖBIUS (1927). Überdies konnte WEBER (1954 a, b) jüngst an einigen besonders geeigneten

Objekten den Nachweis erbringen, daß den Schließzellen „Sterinoplasten" wie auch „Elaioplasten" fehlen.

η) **Idioblastennatur der Schließzellen.** Besonders aufschlußreich für die Sonderstellung, die die Schließzellen unter den übrigen Epidermiszellen einnehmen, erscheinen die Ergebnisse der Versuche jüngsten Datums über die Idioblastennatur der Schließzellen (KENDA, THALER, WEBER 1951, BRAT und WEBER 1950), die zeigen, daß den Stomatazellen einerseits häufig Inhaltskörper fehlen, die in den übrigen Epidermiszellen vorkommen, und daß andererseits die Schließzellen häufig gerade solche Inhaltsstoffe besitzen, die in den übrigen Epidermiszellen nicht nachweisbar sind.

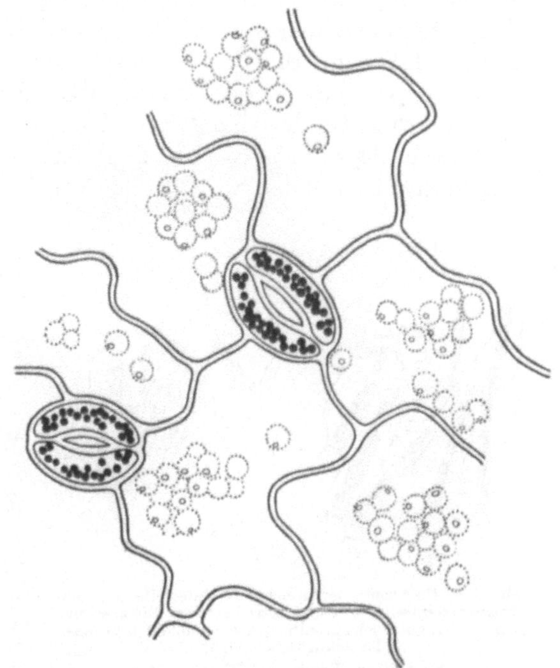

Abb. 13. Epidermis der Blattunterseite von *Helleborus corsicus*. Die Schließzellen enthalten stärkereiche Plastiden, die gewöhnlichen Epidermiszellen eiweißreiche Leukoplasten (Proteinoplasten). (Nach THALER 1953.)

Inhaltsstoffe, die den Schließzellen fehlen

Anthocyan. KENDA (1950) konnte in den Epidermiszellen der Antheren von *Papaver Rhoeas* zahlreiche, durch Anthocyan dunkelviolett gefärbte Tröpfchen beobachten. In den Schließzellen fehlen jedoch stets diese Tröpfchen. Für die Blütenblätter von *Delphinium alpinum* stellte WEBER (1951) gleichfalls das Fehlen von fädigen Anthocyankörpern in den Schließzellen fest. Ältere Literaturangaben (HAMORAK 1915, HILDEBRAND 1861, GERTZ 1906, FISCHER 1930) stimmen in der Feststellung überein, daß den Schließzellen in der Regel Anthocyan fehlt, auch dann, wenn die anderen Oberhautzellen durch diese Farbstoffe mehr oder weniger intensiv gefärbt sind. Eine Ausnahme von dieser Regel wird allerdings von BRAT und WEBER (1950) beschrieben, die bei *Nymphaea zanzibariensis* anthocyanhaltige Schließzellen fanden.

Anthoorphnin. SCHITTENGRUBER (1953 a) untersuchte die Epidermiszellen der Involucralblätter von *Compositen* auf ihren Gehalt an den von MÖBIUS (1927) beschriebenen graubraunen bis schwarzen Farbstoff Anthoorphnin und fand, daß das Anthoorphnin in den gewöhnlichen Oberhautzellen dieser Blätter vorkommt, den Schließzellen jedoch vollkommen fehlt. Überdies konnte SCHITTENGRUBER (1953 b) zeigen, daß die anthoorphninhaltigen Vakuolen der Epidermiszellen zu aktiver sowie passiver Kontraktion und Verfestigung neigen, während ähnliche Erscheinungen in den anthoorphninfreien Schließzellen nicht zu beobachten sind.

„Scharinger-Körper." SCHARINGER (1935) fand in den Epidermiszellen der Blütenblätter von *Delphinium cultorum* neben den seit MOLISCH (1905) bekannten und von BANCHER (1951) näher studierten fadenförmigen Anthocyankörpern noch stark lichtbrechende, meist kugelige Gebilde, die doppelbrechend und vermutlich lipoider Natur sind. WEBER (1951) konnte zeigen, daß den Schließzellen der Blütenblätter von *Delphinium alpinum* diese doppelbrechenden „Scharinger-Körper" fehlen, während sie in den gewöhnlichen Epidermiszellen vorkommen.

Eiweißkristalloide. BRAT, KENDA und WEBER (1951) erbrachten den Nachweis, daß den Schließzellen von *Drosera* Rhabdoide, die als Eiweißkristalloide aufzufassen sind, fehlen (Abb. 14). Auch Viruskörper treten meist im Cytoplasma der Stomata nicht auf (WEBER 1951, 1954 c). Anläßlich weiterer Untersuchungen über das Auftreten solcher Viruskörper konnten WEBER, KENDA und THALER (1952) zeigen, daß in Blütenblättern von *Rhipsalis* die Schließzellen stets frei von Eiweißspindeln (= Viruskörpern) sind, eine Erscheinung, die nach der Auffassung der Autoren vermutlich mit dem Fehlen der Plasmaverbindungen zwischen den Schließzellen und den übrigen Epidermiszellen (SHEFFIELD 1936) zusammenhängt. Im Gegensatz dazu stehen die Ergebnisse von ESAU (1941) an den Schließzellen von *Nicotiana tabacum*, da in diesem Fall die für Tabakmosaik charakteristischen Einschlüsse auch in den Schließzellen gefunden wurden, wobei als Wege für die Virusinfektion die die Schließzellen mit den anschließenden Epidermiszellen verbindenden Plasmodesmen angesehen werden. ZECH (1952), der den Vorgang der Infektion und die Wanderung des Tabakmosaikvirus schrittweise verfolgte, fand, daß die Schließzellen und ihre Nebenzellen dadurch gekennzeichnet sind, daß in diesen Zellen erst relativ spät nach der Infektion die ersten Symptome auftreten, die sich dann aber besonders schnell weiterentwickeln. — Fast allgemein wird beobachtet, daß im Zellkern der Schließzellen Eiweißkristalloide fehlen, eine Ausnahme bilden jedoch die Schließzellen von *Campanula*-Arten (KENDA, THALER und WEBER 1951).

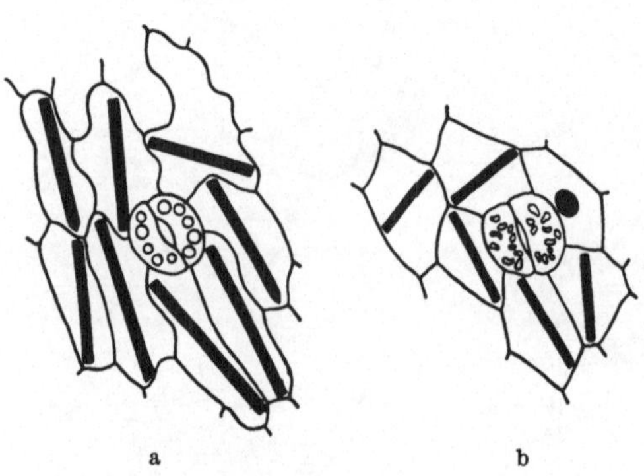

Abb. 14. Epidermis der Kelchblatt-Unterseite: a) von *Drosera intermedia;* b) von *Drosera capensis.* Die gewöhnlichen Oberhautzellen enthalten je ein Rhabdoid (schwarz), die Schließzellen nicht.
(Nach BRAT, KENDA und WEBER 1951.)

Calziumoxalat-Kristalle: Nach WEISS (1884) fehlen bei einigen Acanthaceen den Schließzellen stets Ca-oxalat-Kristalle, eine Beobachtung, die in Einklang steht mit den Angaben von KOHL (1889) und SOLEREDER (1889). WEBER (1955) bringt jüngst eine Zusammenfassung über diesbezügliche in der Literatur vorliegende Angaben.

Inhaltsstoffe, die für Schließzellen charakteristisch sind

L i p o i d e. Höfler (1949) konnte mit Hilfe der Methode der Fluorochromierung mit Akridinorange feststellen, daß in der Epidermis von *Orchis* die gewöhnlichen Zellen sogenannte „leere“ Zellsäfte (rote Fluoreszenz), die Schließzellen jedoch „volle“ (grüne Fluoreszenz) besitzen. Höfler (1947 a, b) vertritt die Ansicht, daß der volle Charakter des Zellsaftes vielleicht mit dem Lipoidreichtum zusammenhängt.

G e r b s t o f f e. Härtel (1951) widmete eine Abhandlung der Frage nach der Natur solcher voller Zellsäfte; neben verschiedenen anderen Stoffen, wie z. B. auch organischen (Fett-) Säuren, ist nach Härtel (1951) sicher damit zu rechnen, daß Gerbstoffe als e i n e der Ursachen für „volle“ Zellsäfte im Sinne Höflers anzusehen sind.

A n t h o x a n t h i n. Brat und Weber (1950) konnten bei den Kronblättern von *Victoria amazonica* in den Schließzellen an Stelle von Anthocyan Anthoxanthin feststellen. Der Nachweis wurde durch Gelbfärbung bei Ammoniakzusatz erbracht. Was die Schließzellen der Involukralblätter mancher *Compositen* betrifft, so konnte Schittengruber (1953 a) an Stelle des für die übrigen Epidermiszellen charakteristischen Anthoorphnins in den Stomatazellen gleichfalls Anthoxanthin nachweisen. In den Blütenblättern von *Delphinium alpinum* enthalten die Schließzellen an Stelle der für die übrigen Epidermiszellen charakteristischen fädigen Anthocyankörper und „Scharinger-Körper“ Anthochlor, wie Weber (1951) zeigen konnte.

W e i t e r e I n h a l t s s t o f f e. An den Schließzellen verschiedener *Nymphaeaceen* konnten Weber und Kenda (1950) zeigen, daß sich einerseits die Vakuolen der Schließzellen in Wasserstoffsuperoxyd-Lösung orange bis rötlichbraun färben, während die Epidermiszellen farblos bleiben, andererseits, daß nur die Schließzellen in Benzidin-H_2O_2 Blaufärbung annehmen, also die Peroxydasen-Reaktion zeigen. Nach Weber (1926) sind die Schließzellen mancher *Dipsacaceen* durch den Gehalt an einer Substanz gekennzeichnet, die sich auf Zusatz von Jodwasser oder Jodjodkalilösung weinrot, violett bis dunkelblau färbt.

Wie schon oben kurz erwähnt wurde, haben die Beobachtungen über die kolloidalen Zustandsänderungen innerhalb der Schließzellen dazu geführt, daß neben die Theorie Iljins (1915) über die enzymatische Regulation der Stomatabewegungen, die die Stomatabewegungen lediglich durch die enzymatischen Kohlehydratumwandlungen zu erklären sucht, die sogenannten „plasmatischen Theorien“ gestellt wurden, wie etwa die Permeabilitätstheorie oder die Aziditätstheorie. Über das feinere Zusammenwirken der einzelnen Teilreaktionen, die die zellphysiologischen Untersuchungen an Stomata aufgedeckt haben, bei dem Spaltöffnungsmechanismus konnten bis jetzt allerdings nur Vermutungen geäußert werden. Bünning (1939) schlägt, gestützt auf Untersuchungen über die Wirkung verschiedener Spektralbereiche auf die Öffnungsbewegungen der Stomata (PAETZ 1930, PYRKOSCH 1936, HARMS 1936, SIERP 1933), das folgende Schema vor. Wir müssen nach BÜNNING (1939) annehmen, daß an den Spaltöffnungsbewegungen mindestens zwei verschiedene Lichtreaktionen beteiligt sind:

1. Eine Reaktion, die von der Lichtintensität unabhängig ist und sich mit der Lichtturgorreaktion in Blattgelenken vergleichen läßt, wobei die Wirkung des Lichtes sich vor allem auf die Permeabilitätseigenschaften der Schließzellen äußert.

2. Eine Reaktion, die einen typischen Reizprozeß darstellt und zur Einschaltung der CO_2-Assimilation führt. Infolge des CO_2-Verbrauches kommt es zu einer Erhöhung des pH-Wertes und damit zu einer Änderung des Kolloidzustandes, der die Ursache einerseits für eine Aufquellung und eine Turgorerhöhung, andererseits eine Änderung der Fermentaktivität ist.

Vor allem was die Lichtreaktionen der Stomata betrifft, so liegen aus jüngerer Zeit umfangreiche Angaben von WILLIAMS (1952 a, b) und HEATH und RUSSELL (1954) vor.

Wenn wir auch gegenwärtig noch weit davon entfernt sind, eine befriedigende Theorie der Spaltöffnungsbewegungen gefunden zu haben, so verdienen die im folgenden behandelten Resultate über das zellphysiologische Verhalten der Schließzellen im Laufe ihrer Entwicklung oder bei einem Funktionswechsel oder einem Funktionsverlust schon deshalb Interesse, weil durch sie die Frage angeschnitten wird, inwieweit bei einer Änderung oder einer Aufhebung der Funktion die Protoplasmatik der Zellen festgehalten oder abgeändert wird.

b) Stomata in Entwicklung

Mit der Frage, in welcher Weise die für funktionierende Schließzellen charakteristischen zellphysiologischen Eigenschaften im Laufe der ontogenetischen Entwicklung ausgebildet werden, befaßt sich einerseits eine Untersuchung WEBERS (1940 b) über das Verhalten der Kurzzellen und Schließzellen von *Iris japonica*, andererseits die von REUTER (1942) gemachten Beobachtungen an verschiedenen Entwicklungsstadien der Spaltöffnungen von *Polypodium vulgare*. Das von WEBER (1940 b) gewählte Objekt stellt ein entwicklungsmechanisch höchst interessantes Objekt dar. Wie IMAMURA (1931) berichtet, werden in jungen *Iris-japonica*-Blättern in einer bestimmten Wachstumszone „primordiale Kurzzellen" abgegliedert, welche sich je nach ihrer Lage an der Blattober- oder -unterseite zu „Kurzzellen" oder zu Stomata entwickeln. WEBERS (1940 b) Untersuchungen beschränkten sich lediglich auf die Feststellung des osmotischen Wertes und der Permeabilität der Kurz- und Schließzellen, da er aus technischen Gründen leider auf die vergleichend-protoplasmatischen Untersuchungen aller Übergänge zwischen diesen beiden Zelltypen verzichten mußte, die unter dem Einfluß von bestimmten Schwerkrafteinwirkungen erhalten werden können (IMAMURA und YOSIMATU 1937).

Was den osmotischen Wert und die Harnstoffpermeabilität anlangt, so fand WEBER (1940 b), daß die Kurzzellen von *Iris japonica* eine Zwischenstellung einnehmen zwischen den typischen Epidermiszellen (Langzellen) und den Stomata-Schließzellen (Abb. 15). WEBER zieht aus diesen Ergebnissen die Schlußfolgerung, daß „die protoplasmatische Umbildung im Sinne der Erwerbung der Schließzellen-Eigenschaften schon frühzeitig einsetzt und auch dann nicht mehr verlorengeht, wenn die betreffenden Dermatogenzellen nicht zu Schließzellen, sondern zu Kurzzellen werden".

REUTER (1942) wählte zur Untersuchung der Frage nach dem Zeitpunkt der Ausdifferenzierung der charakteristischen zellphysiologischen Eigenschaften der Schließzellen die Stomata von Pteridophyten, die nach PORSCH (1905) histologisch und physiologisch eine Vorstufe zu den beiden Extremen — nämlich einerseits dem Gymnospermentypus, andererseits dem Normaltypus der höheren Pflanzen — darstellen. Bei der ontogenetischen Entwicklung der Spaltöffnungen von *Polypodium vulgare* unterschied REUTER (1942) die folgenden vier Stadien (Abb. 16, 17).

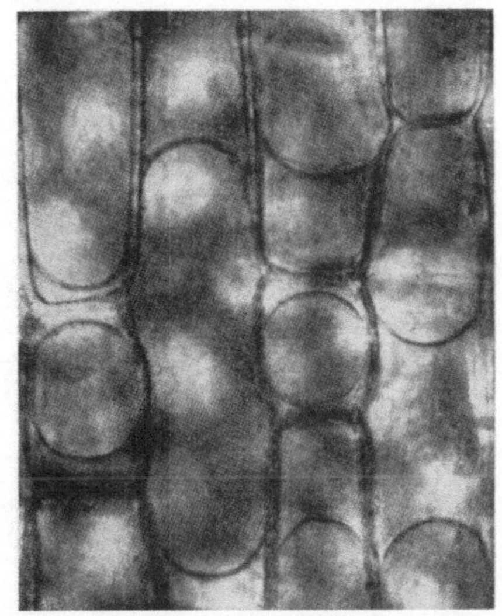

Abb. 15. Epidermiszellen (Kurz- und Langzellen) von *Iris japonica*, plasmolysiert (Nach WEBER 1940 b.)

1. Spezialmutterzellen,
2. zweizellige Entwicklungsstadien, bei denen zwischen den beiden Schließzellen noch keine Spalte ausgebildet ist,
3. Zellen mit ausgebildeter Spalte, deren Größe aber noch erheblich unter dem Ausmaß der vollentwickelten Schließzellen liegt,
4. vollentwickelte Schließzellen.

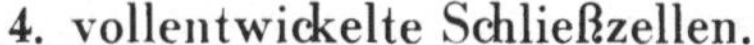

REUTER (1942) konnte auf Grund ihrer Versuche zeigen, daß das erstmalige Erscheinen von vollentwickelten Chloroplasten und das Auftreten von Stärke zeitlich zusammenfällt mit dem Auftreten von langgestreckten Kernformen, einer Änderung der Azidität des Zellsaftes und dem Beginn der Funktionsfähigkeit der Schließzellen. Die für vollentwickelte Schließzellen charakteristische hohe Durchlässigkeit für Acetamid, Äthylenglykol, Glyzerin, Harnstoff, Malonamid, KNO_3 und Erythrit wird im Laufe der Entwicklung jedoch schrittweise erworben. Was die Harnstoffpermeabilität betrifft, so konnte schon WEBER (1933) durch Beobachtungen an *Ranunculus ficaria* gleichfalls zeigen, daß die hohe Harnstoffpermeabilität vollentwickelter Schließzellen in embryonalen Schließzellen noch nicht ausgebildet ist, aber schon von relativ frühen Entwicklungsstadien an allmählich erworben wird. WEBER (1943) hat durch Colchicin-Wirkung bei Blättern von *Tradescantia* Stomata-Mißbildungen erzielt. Beim normalen Entwicklungsprozeß der *Tradescantia*-Stomata lassen sich dieselben vier Entwicklungsstadien auseinanderhalten, die REUTER (1942) bei den Stomata von *Polypodium* unterschieden hat. Während nun normalerweise diese Entwicklungsphasen relativ rasch durchlaufen werden, so daß bereits in noch recht jungen Blättern nur mehr vollentwickelte Spaltöffnungsapparate sich finden, sind unter dem Colchicin-Einfluß diese Stadien „gewissermaßen festgehalten, fixiert, man findet sie alle in Zonen hintereinander zu unveränderlichen Dauerstadien geworden". Diese Stomata-Mißbildungen erinnern an die Kurzzellen von *Iris japonica*, nur bilden diese anormalen Stomata

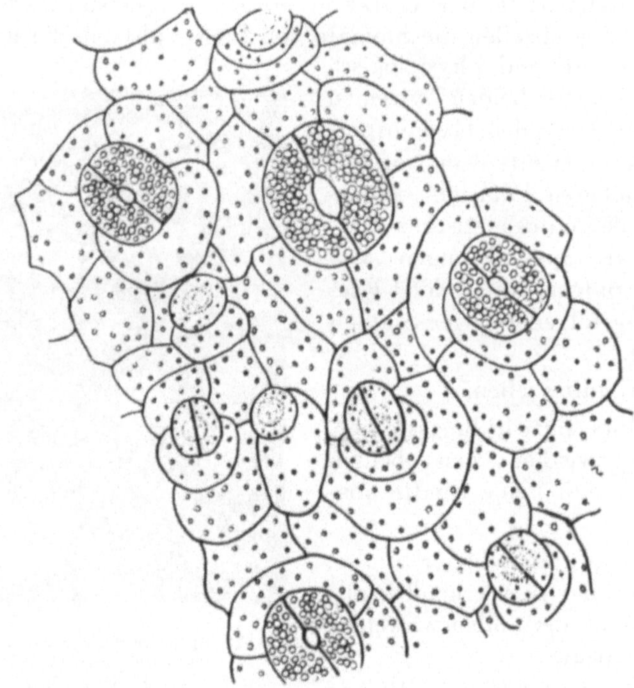

Abb. 16. Die verschiedenen Entwicklungsstadien der Spaltöffnungen an der Blattunterseite von *Polypodium vulgare*.
(Nach REUTER 1942.)

von *Tradescantia* Chloroplasten aus, während bei den Kurzzellen auch die Bildung der Chloroplasten unterbleibt. Diese Anomalien zeigen eine äußerste Mannigfaltigkeit und verdienen nicht nur entwicklungsphysiologisches Interesse, sie fordern — wie WEBER (1943) meint — vielmehr zu weiterer Untersuchung in protoplasmatischer Hinsicht heraus. Es wäre vor allem auch zu untersuchen, inwiefern sich die Wandmicellierung der gestörten Spaltöffnungsapparate ändert (ZIEGENSPECK 1942).

c) Stomata in Rückbildung

Mit der Frage, wie sich die Protoplasmatik der Schließzellen bei einem Funktionswechsel oder einem Funktionsverlust verhalten, befaßt sich vor allem eine Reihe von Untersuchungen, die im Pflanzenphysiologischen Institut der Universität Graz auf Anregung von Prof. WEBER durchgeführt wurden. Das Gemeinsame aller dieser Untersuchungen ist — wie KENDA (1951) ausführt —, daß sie sich auf Spaltöffnungen an Pflanzen oder Pflanzenorganen beziehen, deren Hauptfunktion nicht die der Kohlensäure-Assimilation ist. Aus der Reihe dieser Untersuchungen, die zum Teil noch unveröffentlicht sind, seien an dieser Stelle die folgenden erwähnt:

MEISSNER (1937) untersuchte die protoplasmatische Anatomie der Wasserspalten von der *Avena*-Koleoptile, von *Tropaeolum majus, Nigella sativa* und *Impatiens parviflora*. Die phylogenetisch von den Spaltöffnungen abzuleitenden Wasserspalten zeigen parallel mit der Umstellung in ihrer Funktion im allgemeinen eine mehr oder weniger starke Einbuße ihrer Beweglichkeit. Man kann mit MEISSNER (1937) daher die Wasserspalten entweder als funktionslos gewordene Stomata betrachten oder als solche, die eine Funktionsänderung erfahren haben. Auf Grund der zellphysiologischen Untersuchungen, die sich vor allem auf die Untersuchung der Stärke-Zucker-Umwandlungen, des osmotischen Wertes, des Ablaufes der Plasmolyse, des Verhaltens bei Vitalfärbung und der Feststellung der Permeabilität und der Resistenzeigenschaften beziehen, kommt MEISSNER (1937) zu dem Schluß, daß wir zwei Arten oder Typen von Wasserspalten unterscheiden müssen; die einen verhalten sich im Stärkestoffwechsel wie Chlorenchymzellen, die anderen wie Schließzellen. Wenn — wie MEISSNER (1937) bei der Besprechung ihrer Ergebnisse ausführt — „die phylogenetische Tendenz bei der Umwandlung der Luftspalten in Wasserspalten dahin geht, daß die Porenzellen die spezifischen Eigentümlichkeiten der Schließzellen allmählich verlieren, dann wären Wasserspalten vom Typus

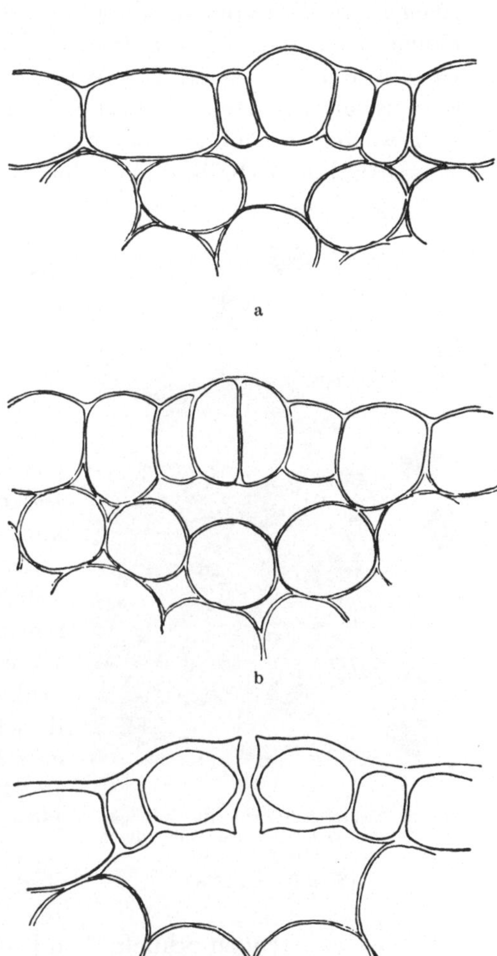

Abb. 17. Die verschiedenen Entwicklungsstadien im Querschnitt: a) Spezialmutterzelle im Querschnitt; b) zwei-zelliges Entwicklungsstadium vor Ausbildung der Spalte; c) vollentwickelte Spaltöffnung. (Nach REUTER 1942.)

Avena weiter rückgebildet als solche vom Typus *Tropaeolum*". In bezug auf das von WEBER (1930, 1931, 1933) nachgewiesene auffallende Permeabilitätsverhalten funktionierender Schließzellen nehmen die Porenzellen gewissermaßen eine Mittelstellung zwischen den Schließzellen und den übrigen Blattzellen ein, was auch für andere Eigenschaften wie vor allem die Hitzeresistenz gilt. Charakteristisch für die Porenzellen scheint es allgemein zu sein, daß ihr osmotischer Wert im Licht nicht erhöht wird, stets niedriger ist als der der Schließzellen und keinen auffallenden Schwankungen unterworfen ist. Offen bleibt nach MEISSNER (1937) die Frage, ob die Wasserspalten deshalb unbeweglich sind, weil die Membran überdehnt und starr geworden ist, oder weil der kolloidchemische bzw. osmotische Turgor-Mechanismus nicht mehr so funktioniert wie bei den Schließzellen. REUTER (1938 a) untersuchte vom protoplasma-physiologischen Standpunkt aus ein anderes Beispiel für einen phylogenetischen Funktionsverlust (HABERLANDT 1924), und zwar das Verhalten der rückgebildeten Schließzellen in der Gleitzone der *Nepenthes*kannen. Die für die Gleitzone charakteristischen „halbmondförmigen" Zellen wurden in der Literatur wiederholt beschrieben (DICKSON 1883, MACFARLANE 1893, HABERLANDT 1909) und als umgewandelte Schließzellen gedeutet, da sich unter jeder dieser „halbmondförmigen" Zellen stets eine kleinere Zelle nachweisen läßt (Abb. 18, 19). REUTER (1938 a) fand in vieler Hinsicht die überraschende Tatsache, daß diese halbmondförmigen Zellen in einer Reihe von zellphysiologischen Eigenschaften eine vollkommene Übereinstimmung mit funktionierenden Schließzellen besitzen. Es ließ sich in den „halbmondförmigen" Zellen im Vergleich zu den Epidermiszellen stets ein verzögerter Plasmolyseeintritt, eine konkave Plasmolyseform und ein negativer Plasmolyseort an der Bauchwand beobachten. Der osmotische Wert der „halbmondförmigen" Zellen liegt höher als der der übrigen Epidermiszellen, womit die hohe Plasmolyseresistenz dieser Zellen in Zusammenhang stehen dürfte; die halbmondförmigen Zellen zeigen eine außerordentlich große Permeabilität für Glyzerin und Harnstoff, unter der Einwirkung einer stark verdünnten Neutralrotlösung tritt Vakuolenkontraktion ein (Abb. 20). An den durch Anthocyan rot gefärbten Stellen der Kannen ist der Farbstoff nur in den Epidermiszellen enthalten, während die „halbmondförmigen" Zellen stets anthocyanfrei befunden wurden. In den rückgebildeten Schließzellen der Gleitzone der Kannen von *Nepenthes* liegt nach REUTER (1938 a) ein Fall von phylogenetischem Funktionsverlust vor, bei dem nicht

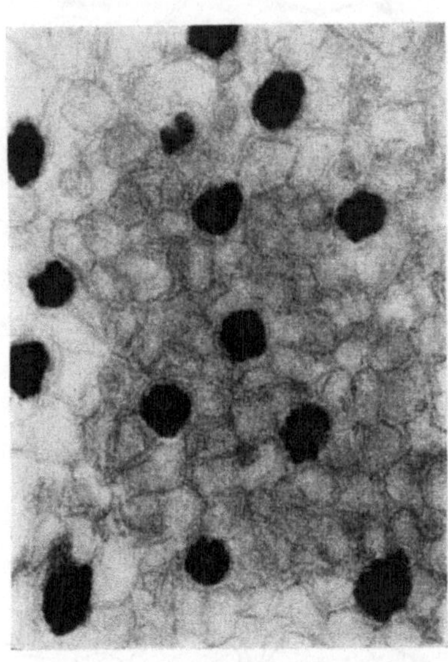

Abb. 18. Flächenschnitt aus der Gleitzone einer 5 cm langen *Nepenthes*-Kanne, Stärke durch Jodkali geschwärzt.

(Nach REUTER 1938.)

nur die Zellform, sondern auch die Protoplasmatik ungemein zähe festgehalten wird. — Über die Frage, wie sich in protoplasma-physiologischer Hinsicht die Schließzellen an Früchten verhalten, hat DE ROTA (1946) gearbeitet und gefunden, daß die Protoplasmatik dieser Schließzellen nicht wesentlich abgeändert ist, was gleichfalls für die äußerst feste erbliche Fixierung dieser Eigenschaften spricht. HELIGE (1947) untersuchte die Spaltöffnungsapparate von *Sphagnum, Funaria* und dem Wasserfarn *Azolla.*

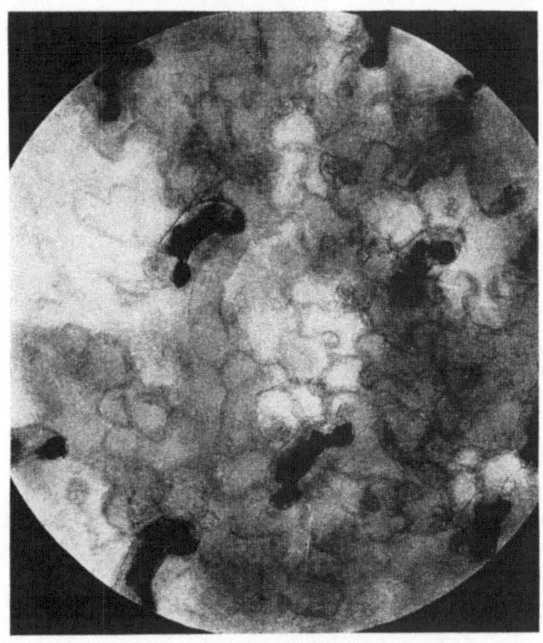

Abb. 19. Flächenschnitt aus der Gleitzone einer 7 cm langen Kanne, Stärkenachweis mit Jodjodkali. (Nach REUTER 1938.)

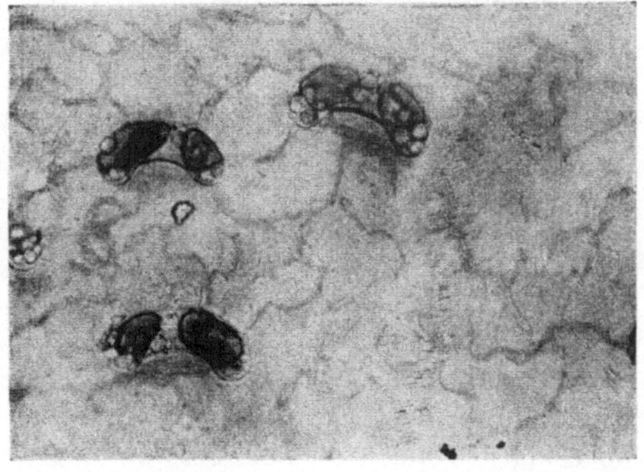

Abb. 20. Vakuolenkontraktion in den „halbmondförmigen" Zellen. 8 Stunden nach dem Infiltrieren eines Kannenstückes mit einer 0,001% Neutralrotlösung. (Nach REUTER 1938.)

POLZER (1948) prüfte das protoplasma-physiologische Verhalten der Stomatazellen an Kotyledonen, die zwar nicht vollkommen unbeweglich sind, aber eine stark herabgesetzte Beweglichkeit gegenüber den Stomata an den Laubblättern besitzen. Die Ergebnisse dieser Untersuchungen lassen sich dahin zusammenfassen, daß der Stärkeab- und -aufbau in den Schließzellen der Kotyledonen nicht den Erfahrungen an typischen Laubblättern entspricht. SCHMID-SCHMIDSFELDEN (1949) untersuchte die stark deformierten Schließzellen der unterirdischen Blattorgane und fand für diese Zellen einen besonders hohen osmotischen Wert. Was die Protoplasmatik dieser Zellen betrifft, so ließ sich vor allem zeigen, daß die für typische Laubblatt-Stomata nachgewiesene außerordentlich hohe Permeabilität für Harnstoff bei den Stomatazellen der Niederblätter noch höher ist und keinen Änderungen durch einen Wechsel der Lichtintensität unterworfen ist. — KENDA (1951) widmete eine Untersuchung den Stomata der

Antheren bei einer ganzen Reihe von Objekten (*Syringa vulgaris, Iris germanica, Lilium Henryi, Lilium bulbiferum, Colchicum autumnale, Hydrangea hortensis, Monotropa Hypopitys* u. a.). An Antheren zeigt der anatomische Bau der Stomata verschiedene Variationen; der häufigste Typus war jedoch dadurch gekennzeichnet, daß die Schließzellen breiter als lang sind und zwischen ihnen eine rechteckige Spalte ausgebildet ist. Was die Beweglichkeit dieser Stomata anlangt, so waren sie teils funktionsfähig, teils völlig funktionslos. Die Beobachtungen Kendas (1951) beziehen sich zunächst auf die Plastiden, die selten typische Chloroplasten, sondern meist blaßgrün oder gar farblos sind; mit fortschreitendem Alter kommt es zu einem allmählichen Schwund der Plastiden. Was den Stärkegehalt betrifft, so ließen sich verschieden große Stärkemengen nachweisen; das Auffallende war jedoch, daß tagsüber in den funktionslosen Stomata kein Abbau der Stärke erfolgt. In den funktionierenden Schließzellen ist der Stärkegehalt jedoch tagesperiodischen Schwankungen unterworfen. Weiters konnte Kenda (1951) zeigen, daß die Zentralvakuole der Antherenschließzellen nicht selten —wie dies ja für Schließzellen charakteristisch ist — zerklüftet ist und in Teilvakuolen zerfällt.

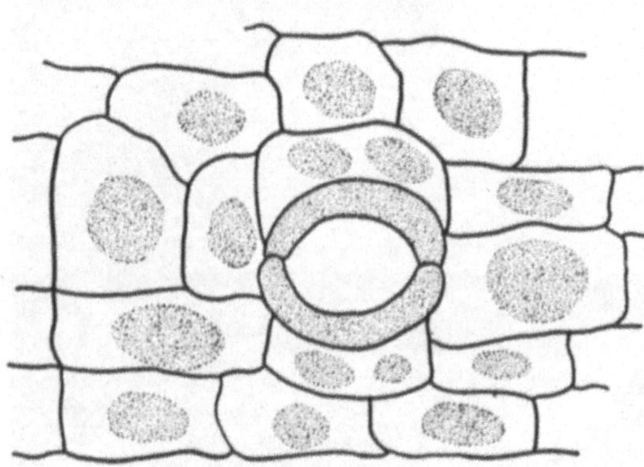

Abb. 21. Verhalten der Schließzellen und Epidermiszellen in hypertonischer Harnstofflösung. (Nach Diannelidis 1950.)

Neben dieser Reihe von Untersuchungen aus dem Grazer Institut liegt über die funktionslos gewordenen Stomata des Schwimmblattes von *Lemna minor* eine ganz kurze Mitteilung von Reuter (1948 a) vor; auch in diesem Fall von Funktionsverlust ließ sich zeigen, daß die für funktionierende Schließzellen charakteristische Protoplasmatik weitgehend festgehalten wird.

Ein weiteres Beispiel für das Verhalten der Schließzellen von Wasserpflanzen, bei denen nach Haberlandt (1924) verhältnismäßig früh die Verschlußfähigkeit verlorengeht, stellen die Untersuchungen von Diannelidis (1950) an den Blättern von *Stratiotes aloides* dar (Abb. 21). Diese Schließzellen besitzen nur unvollkommen ausgebildete Plastiden, die wenig Stärke enthalten, die Plasmolyseform ist im allgemeinen konvex, die Kernform rund; die Permeabilität für Harnstoff ist äußerst hoch, der osmotische Wert der Schließzellen liegt bedeutend höher als der der Epidermiszellen, ist aber starken individuellen Schwankungen unterworfen. Bei Neutralrotfärbung ergibt sich für Schließzellen und Epidermiszellen dasselbe Bild einer diffusen Zellsaftfärbung.

d) Mehrzellige Stomata

In der Literatur liegen mehrere Angaben darüber vor, daß bei bestimmten Pflanzen im normalen Entwicklungsablauf oder aber als Folge von pathologischen Veränderungen es zur Ausbildung von abweichenden Spaltöffnungsformen kommt. Vom Standpunkt der protoplasmatischen Pflanzenanatomie aus wäre eine Untersuchung solcher Stomatazellen äußerst interessant. In diesem Zusammenhang sei auf die sogenannten Vierlingsspaltöffnungen hingewiesen, wie sie vor allem schon von SCHIMPER (1848) und HABERLANDT (1886) bei *Polytrichum commune* und *juniperinum* beschrieben wurden und von PORSCH (1905) als ursprüngliche Spaltöffnungstypen gedeutet werden. Von den unter der Wirkung pathologischer Veränderungen, z. B. bei Pilzinfektion, auftretenden Spaltöffnungsanomalien sei aus der älteren Literatur auf die Beobachtungen von GUTTENBERG (1905), KÜSTER (1925), GERTZ (1919), und CHOLODNY (1924) hingewiesen. In jüngster Zeit berichten WEBER und KENDA (1952) über Stomata-Anomalien von *Opuntia*-Virusträgern. Unter den mannigfaltigen, infolge der Virusinfektion auftretenden, deformierten Stomata beschreiben WEBER und KENDA (1952) vor allem jene Formen, die als zwei nebeneinanderliegende „eineiige Zwillinge", die Vierlinge vortäuschen, aufgefaßt werden müssen (Abb. 22). Die Protoplasmatik dieser abnormalen Spaltöffnungsapparate ist bis jetzt noch nicht weiter untersucht; es ließ sich nur feststellen, daß diese Stomata frei von Eiweißspindeln sind, wenn die

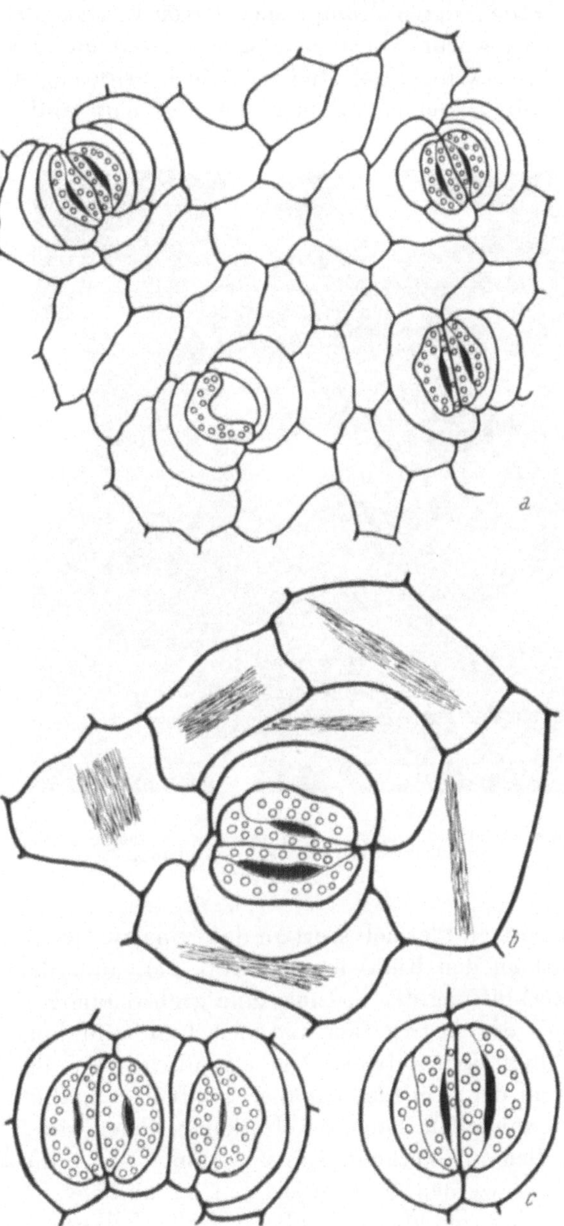

Abb. 22. *Opuntia subulata*, Blatt; abnorme Spaltöffnungsapparate („eineiige Zwillinge"); Eiweißspindeln in den gewöhnlichen Epidermiszellen nur in Teilfigur *b* eingezeichnet. (Nach WEBER und KENDA 1952.)

übrigen Epidermiszellen Eiweißspindeln enthalten. — Wegen der starken Ähnlichkeit mit solchen mehrzelligen Stomata sollen an dieser Stelle auch die Beobachtungen an den Deckelzellen subepidermaler Öldrüsen mitgeteilt werden, deren Protoplasmatik von REUTER (1937) an *Rutaceen* näher untersucht wurde. Die physiologische Anatomie der Öldrüsen wurde zuerst von HABERLANDT (1924) studiert. Die Einrichtungen, die eine Entleerung des im Drüsenraum enthaltenen Sekretes nach außen ermöglichen, nennt HABERLANDT (1924) „Entleerungsapparat“; dieser „ganze Apparat besteht aus zwei Bestandteilen, einem passiven, dem Drüsendeckel, und einem aktiven, der Drüsenwand“. Über den Drüsendeckel sagt HABERLANDT (1924) folgendes: „Der Deckel gleicht in der Querschnittansicht oft auffallend einem Spaltöffnungsapparat.“ REUTER (1937) konnte nun zeigen, daß diese Deckelzellen in ihren protoplasmatischen Eigenschaften in vieler Hinsicht weitgehend Ähnlichkeit mit den Schließzellen des Spaltöffnungsapparates zeigen, wodurch sie sich von den gewöhnlichen Epidermiszellen unterscheiden. — So zeigen die Deckelzellen bei Plasmolyse regelmäßig einen positiven Plasmolyseort an den „Spaltwänden“, einen negativen Plasmolyseort an den Rückwänden (Abb. 23), außerdem tritt infolge weitgehender Zerklüftung der Vakuole eine grobschaumige Protoplasmastruktur auf, die mit der Aggregation und der Tropfenbildung in den Schließzellen große Ähnlichkeit aufweist. Der osmotische Wert der Deckelzellen liegt zwischen dem der Schließzellen (bei geöffneter Spalte) und dem der übrigen Epidermiszellen. Die Deckelzellen zeichnen sich vor den übrigen Epidermiszellen durch erhöhte Resistenz aus. Führen die Epidermiszellen Anthocyan, dann werden die Deckelzellen als anthocyanfrei befunden. Die Deckelzellen besitzen überdies äußerst große Zellkerne. Auf Grund der festgestellten Beobachtungen schließt REUTER (1937) auf eine entwicklungsgeschichtliche Vergleichbarkeit des „Deckelapparates“ mit dem Spaltöffnungsapparat. — Über Spaltöffnungsanomalien liegt weiters eine kurze Beobachtung von BRAT und WEBER (1950) an den Kronblättern von *Nymphaea zanzibariensis* vor, wobei Stomata auftreten, bei denen die Schließzellen an einem Pol in

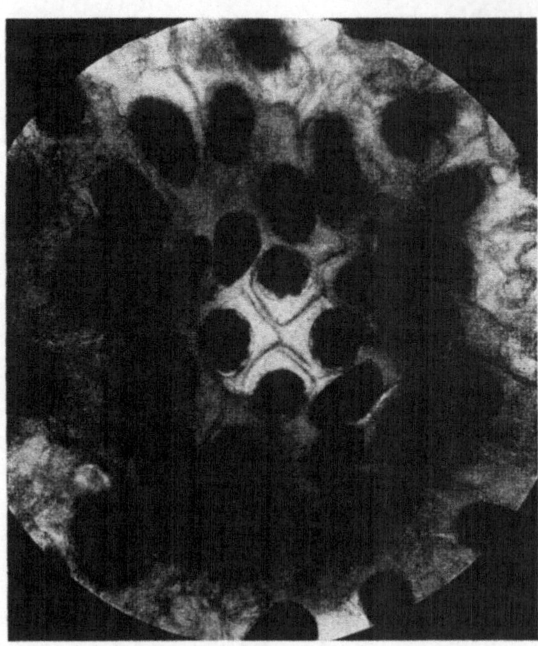

Abb. 23. Blattepidermis von *Ruta graveolens*. 8 Stunden nach dem Einlegen in 1 mol $CaCl_2$ + Neutralrot. (Nach REUTER 1937.)

offener Verbindung stehen. In diesem Fall ergibt sich ein ganz charakteristisches Plasmolysebild (Abb. 24).

Alle die mitgeteilten Beobachtungen einerseits über die Ausdifferenzierung der für funktionierende Schließzellen charakteristischen protoplasmatischen Eigenschaften, andererseits das Verhalten dieser Protoplasmatik bei einem Funktionswechsel, einem Funktionsverlust oder bei Stomata-Anomalien lassen sich kurz dahin zusammenfassen, daß die Protoplasmatik ebenso wie die Morphologie im allgemeinen äußerst zäh festgehalten wird.

e) Nebenzellen der Stomata

Eine vieldiskutierte Frage ist das Problem der Rolle der Nebenzellen bei den Spaltöffnungsbewegungen. Prüft man, auf welche Weise der Einfluß der Neben- und Epidermiszellen auf die Spaltöffnungsbewegung unter-

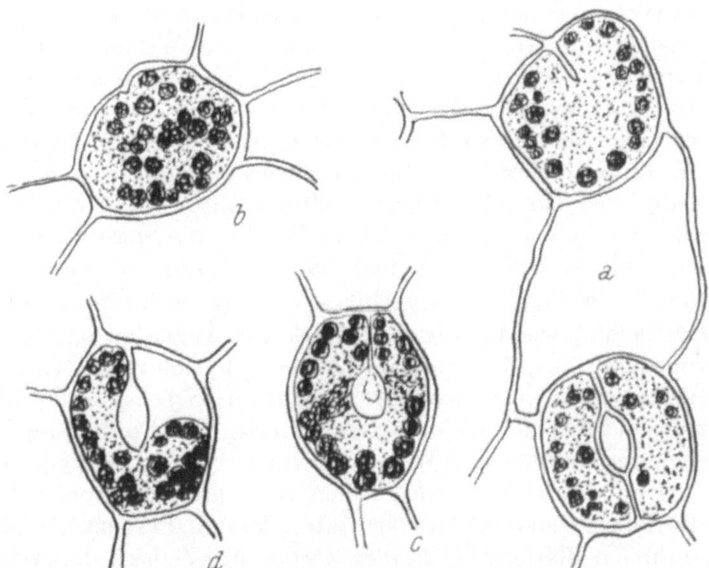

Abb. 24. *Nymphaea zanzibariensis*, Kronblattepidermis. Abnormale Stomata. (Nach BRAT und WEBER 1950.)

sucht wurde, so findet man, daß man sich in der Hauptsache mit der Bestimmung ihrer osmotischen Werte bei offener und geschlossener Spalte begnügte. Als einer der ersten hat KOHL (1897) auf Grund der Annahme, daß auch den Nebenzellen und übrigen Epidermiszellen bei der Bewegung der Stomata eine hervorragende Rolle zukommt, den osmotischen Wert der Zellen bei Grenzplasmolyse bei einer Reihe von Pflanzen am lebenden Blatt bestimmt. Nach seinen Angaben ist der osmotische Wert der Schließzellen bei Grenzplasmolyse in der Regel größer als der der Nebenzellen und dieser bedeutend größer als der der Epidermiszellen. Später konnte HAGEN (1916) zeigen, daß bei gewissen wintergrünen Blättern im Winter mehr Zucker in den Nebenzellen als in den Schließzellen vorhanden ist.

woraus der Schluß gezogen wird, daß unter gewissen Bedingungen auch die Nebenzellen auf den Zustand der Spalte einwirken. Iljin (1915), Steinberger (1922) und Kisselew (1925) vertreten die Auffassung, daß die Neben- und auch Epidermiszellen sich beim Bewegungsmechanismus der Stomata vollkommen passiv verhalten. Allerdings weisen Strugger und Weber (1926) darauf hin, daß sich aus den Versuchen Steinbergers (1922) wohl ein Antagonismus zwischen Schließzellen und Nebenzellen bei dem Prozeß des Welkens ergibt, dem Steinberger (1922) jedoch keine Bedeutung beigemessen hat. Strugger und Weber (1926) haben bei *Galium mollugo* einen eigenartigen Antagonismus zwischen dem Stärkegehalt der Schließzellen einerseits und dem der Neben- und übrigen Epidermiszellen andererseits gefunden in dem Sinne, daß in den Schließzellen ein Stärkeabbau erfolgt, wenn die Nebenzellen Stärke aufbauen und umgekehrt, was nach der Ansicht der beiden Autoren für eine aktive Rolle der Nebenzellen und auch der Epidermiszellen bei der Spaltenregulation spricht. Strugger und Weber (1926) nehmen an, daß dieser Stärkewechsel in den Neben- bzw. Epidermiszellen mit Änderungen des osmotischen Wertes Hand in Hand gehe. Richter und Dworetzkaja (1927) haben die Angaben von Strugger und Weber (1926) bezüglich des Stärkegehaltes der Neben- und Epidermiszellen bestätigt. Die Untersuchungen Stålfelts (1927, 1928, 1929) über das „passive Reaktionssystem" der Spaltöffnungsbewegungen haben den Beweis erbracht, wie sehr die Turgorverhältnisse nicht nur der Schließzellen, sondern auch der Neben- und Epidermiszellen für den Spaltöffnungszustand maßgebend sind. Nach Stålfelt (1927, 1928, 1929) ist die stomatäre Bewegung mit eine Funktion der Wasserbilanz des ganzen Blattes; auch Seybold (1929, 1930) betont, wie wichtig es ist, sich vor Augen zu halten, daß der Reaktionsmechanismus der Stomata in das physiologische Getriebe des ganzen Blattgewebes einbezogen ist. Pekarek (1933) hat anläßlich seiner Untersuchungen über die Aziditätsverhältnisse der Epidermiszellen und Schließzellen das Problem der Wechselwirkung zwischen Schließzellen, Epidermiszellen und Nebenzellen neuerdings in Angriff genommen. Mit Hilfe von Vitalfärbungsversuchen mit Neutralrot konnte Pekarek (1933) zeigen, daß in belichteten Blättern bei *Rumex acetosa* der Zellsaft der Nebenzellen den Farbstoff am intensivsten speichert und das Neutralrot in einem kräftigen, nach Violett neigenden Farbton erscheint. Bei verdunkelten Blättern erfolgt die Farbstoffspeicherung in den Schließzellen besonders intensiv, wobei das Neutralrot violett erscheint, während der Zellsaft der Nebenzellen ebenfalls intensiv gefärbt erscheint, jedoch einen orangegelben Farbton annimmt. Pekarek (1933) deutet seine Versuchsergebnisse in der Weise, daß im Dunkeln in dem Zellsaft der Schließzellen eine Verschiebung nach der sauren Seite und im Zellsaft der Neben- bzw. Epidermiszellen nach der alkalischen Seite hin erfolgt. Durch neuere fluoreszenzmikroskopische Untersuchungen konnte der Nachweis erbracht werden, daß gewisse Idioblasten (Toth-Ziegler 1952) entweder als direkte Nebenzellen von Spaltöffnungsapparaten auftreten oder an die unmittelbare Nachbarschaft der Schließzellen gebunden sind, so daß ein Zusammenhang irgendwelcher Art zwischen beiden Zellarten als sicher angenommen werden kann.

f) Verteilung der Stomata

Die protoplasmatische Anatomie der Stomata soll nicht abgeschlossen werden, bevor auf die interessanten Untersuchungen neueren Datums hingewiesen wurde, die sich auf die Frage nach der Ausbildung des sogenannten „Spaltöffnungsmusters" in der Blattepidermis beziehen. Es handelt sich dabei um korrelative Wirkungen zwischen verschiedenen Zellen eines Organs, auf deren Bedeutung bereits oben (S. 25 ff.) hingewiesen wurde. Nach Bünning (1948) besitzt jede Spaltöffnungsinitiale die Fähigkeit, um sich eine Hemmzone zu bilden, in der keine weiteren Spaltöffnungen entstehen können. Nach den Beobachtungen von Reed und Hirano (1931) sowie den neueren Untersuchungen Kroppitschs (1951 a, b, c) über „Riesen-Spaltöffnungen" ist diese Hemmwirkung möglicherweise in einem bestimmten Entwicklungsstadium der Spaltöffnung besonders groß. Diese Hemmwirkung auf die Entwicklung der Stomata gilt nach Bünning und Sagromsky (1948) in gleicher Weise auch für Trichome. Weber und Kenda (1950) konnten am Laubblatt von *Nymphaea alba* zeigen, daß an der oberseitigen Epidermis die Stomata dort fehlen, wo subepidermale Grundgewebshaare (Spikularzellen) liegen. In den roten Flecken der Jugendblätter von *Euryale ferox* fehlen oberseits die Stomata; da sich in der Mitte dieser durch Anthocyan violett gefärbten Areale je ein Schleimhaar befindet, vermuten Weber und Kenda (1950) gleichfalls, daß ein von diesem Schleimhaar ausgehender Hemmstoff in seiner Umgebung die Bildung der Spaltöffnungen unterdrückt. Schittengruber (1953 d, 1954) konnte einerseits zeigen, daß in den weißen Arealen der Laubblätter von *Pulmonaria stiriaca* die Zahl der Stomata in der Regel geringer ist als die Zahl an den grünen Teilen des Blattes, andererseits feststellen, daß in den in der Jugend dunkelrotbraunen Blattflecken der Lamina des Laubblattes von *Maranta leuconeura* keine Stomata vorhanden sind, während die graugrünen Blatteile relativ viele Schließzellen besitzen. Als Ursache für das Auftreten bestimmter Stomatazahlen wird allgemein Wuchsstoffwirkung angenommen (Amlong 1943, Umrath 1948, Bünning 1948, Sagromsky 1949, Kroppitsch 1951 a, b, Weber und Kenda 1950, 1951). Helige und Weber (1950) konnten beobachten, daß in vireszenten Sepalen von *Hydrangea opuloides* die Anzahl der Stomata fast viermal so hoch ist wie die an normalen korrolinischen Sepalen. Durch Bestimmung des Askorbinsäuregehaltes konnten Diannelidis und Umrath (1952) feststellen, daß die Anzahl der Stomata pro Quadratmillimeter und der Askorbinsäuregehalt im allgemeinen parallel gehen. Diannelidis und Umrath (1952) vertreten daher die Auffassung, daß die Wuchsstoffwirkung auf die Stomatazahl größtenteils durch eine Förderung der Wuchsstoffe durch Askorbinsäure bedingt ist, d. h. die Unterschiede in der Spaltöffnungszahl verschiedener Blätter vorwiegend auf verschiedenem Askorbinsäuregehalt und nur zum geringen Teil auf verschiedenem Wuchsstoffgehalt beruhen. Im Zusammenhang mit der Frage nach der Ausbildung des Spaltöffnungsmusters verdienen auch die schon oben zitierten Versuche Imamuras (1931) Erwähnung, die feststellen konnten, daß an jungen *Iris-japonica*-Blättern die „primordialen Kurzzellen" sich je nach ihrer Lage an der Blattober- oder -unterseite zu Kurzzellen oder Stomata entwickeln.

7. Sekretionsorgane

Sekretionsorgane, zu denen in erster Linie die Trichome zu rechnen sind, waren wiederholt der Gegenstand protoplasma-physiologischer Untersuchungen, wobei sich vor allem die Methode der Vitalfärbung bzw. Fluorochromierung (Pekarek 1929 a, b, Gicklhorn 1931, Weber 1932 b, Strugger 1949, Härtel 1952 u. a.) als besonders geeignet erwiesen hat. Die Feststellung der häufig beobachteten elektiven Färbbarkeit der Sekretionsorgane führt zu der Auffassung, daß die Sekretionsorgane einerseits durch bestimmte Inhaltsstoffe gekennzeichnet (Härtel, Kenda und Weber 1950 a, b, Härtel 1952), andererseits durch besondere elektro-physiologische Eigenschaften ausgezeichnet sind (Bernstein 1912, Keller 1930, Diannelidis 1948).

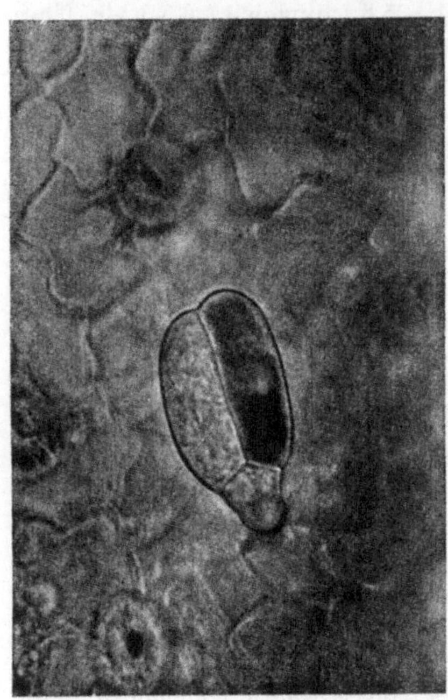

Abb. 25. Mikrophotographie einer Hydathode von *Veronica beccabunga*. Von den beiden Köpfchenzellen ist die dunkel erscheinende mit Neutralrot „elektiv" vital gefärbt. (Nach Weber 1932 b.)

Wenn wir oben (S. 42) bereits kurz die Trichome im Zusammenhang mit dem Hautgewebe erwähnten, so wurde damit der Zweck verfolgt, zu zeigen, daß bei mehrzelligen Trichomen mit dem Vorhandensein protoplasma-physiologischer Gradienten zu rechnen ist, die in erster Linie durch den verschieden weit fortgeschrittenen Entwicklungszustand der einzelnen Zellen bedingt sind. An dieser Stelle soll nun der Versuch gemacht werden, von einer Beeinflussung durch den Entwicklungsprozeß der einzelnen Zellen abzusehen und jene zellphysiologischen Eigenschaften herauszugreifen, welche bei Sekretionsorganen in Zusammenhang mit ihrer Funktion stehen.

a) Hydathoden

Unter den Hydathoden, den wassersezernierenden Exkretionsorganen, wurden bis jetzt vom protoplasma-physiologischen Standpunkt aus die folgenden Typen untersucht:

α) **Trichomhydathoden.** Weber (1932 b) konnte erstmalig für die Hydathoden von *Veronica beccabunga* eine elektive Vitalfärbbarkeit nachweisen (Abb. 25). Bei den kurzstieligen Hydathoden von *Veronica beccabunga* bestehen die Köpfchen aus zwei Zellen. Weber (1932 b) konnte zeigen, daß häufig nur e i n e dieser beiden Köpfchenzellen den Farbstoff zu speichern vermag, obwohl die beiden Köpfchenzellen als Schwesterzellen morphologisch keinen Unterschied erkennen lassen. Die physiologische Ungleichheit der beiden Zellen, die in dem verschiedenen Speicherungsvermögen für Vitalfarbstoffe ihren Ausdruck findet, bringt WEBER (1932b) mit Unterschieden in dem funktionellen Zustand der beiden Zellen in Zusammenhang. Diese elektive Vitalfärbbarkeit der Trichomhydathoden wurde an verschiedenen Objekten von mehreren Autoren bestätigt (STRUGGER 1949). — Nach den Versuchen von DIANNELIDIS (1948) kommt den wassersezernierenden Exkretionsorganen auch vom Standpunkt der Elektrophysiologie besondere Bedeutung zu. DIANNELIDIS (1948) konnte zeigen, daß die wasserausscheidenden Drüsenzellen von *Lathraea* elektrisch stark negativ gegenüber der äußeren Epidermis sind.

β) **Epithemgewebe.** Vom Standpunkt der Frage der Ausdifferenzierung bestimmter zellphysiologischer Eigenschaften im Hinblick auf eine bestimmte Funktion verdienen die Untersuchungen über die Wasserpermeabilität der Zellen des Epithemgewebes — jenes Gewebes, das bei Hydathoden, die durch einen direkten Anschluß an das Wasserleitungssystem charakterisiert sind, zwischen den Gefäßbündelendigungen und der Epidermis ausgebildet ist — eine besondere Beachtung. Die Epithemzellen stehen ja — aktiv oder passiv — mit der Abscheidung flüssigen Wassers in Zusammenhang: der Gedanke liegt daher nahe, daß diese Zellen, gerade was die Durchlässigkeit ihres Plasmas für Wasser betrifft, Besonderheiten im Vergleich zu anderen Zelltypen aufweisen. Zu dieser Frage liegt zunächst eine Untersuchung von HOFMEISTER (1939) an den Zellen des Drüsenepithems von *Saxifraga* vor. HOFMEISTER (1939) zog zu seinen Versuchen die von HÖFLER (1930) empfohlene Methode der Plasmolyseeintrittsgeschwindigkeit zur Bestimmung der Wasserpermeabilität heran und führte vergleichende Messungen einerseits an den Epithemzellen, andererseits an den Mesophyllzellen durch. Durch seine Untersuchungen lieferte HOFMEISTER (1939) nicht nur einen Beitrag zur protoplasma-physiologischen Kennzeichnung von Zellen mit bestimmter Funktion, sondern auch für die Protoplasmatik ganzer Organe, da er auf Beobachtungen von SCHMIDT (1930) gestützt von der Annahme ausging, daß die Drüsenzellen an verschiedenen Stellen des Blattes verschiedenes Verhalten zeigen könnten. HOFMEISTER (1939) teilte daher das Blatt in verschiedene Zonen und erhielt für die einzelnen Zonen die in der Tabelle 4 angegebenen Werte für die Wasserpermeabilität der Epithem- und Mesophyllzellen (Abb. 26).

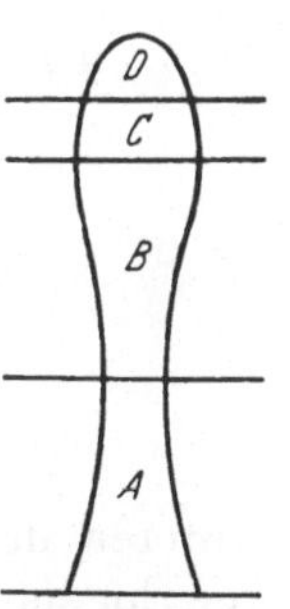

Abb. 26. Erklärung der Skizze im Text. (Nach HOFMEISTER 1939.)

Die Ergebnisse der Versuche HOFMEISTERS lassen sich dahin zusammenfassen, daß die Wasserpermeabilität der Drüsenzellen bedeutend, drei- bis viermal, höher ist als die der Mesophyllzellen. Außerdem konnte HOFMEISTER (1939) zeigen, daß das Epithem eine sehr hohe Wegsamkeit der Membranen für die plasmolysierende Zuckerlösung besitzt.

FREY-WYSSLING und RECHENBERG-ERNST (1944) widmeten dem Problem der Wasserpermeabilität des Epithems gleichfalls eine Untersuchung, kamen aber dabei zu der Auffassung, daß die Epithemzellen keine erhöhte Wasserpermeabilität besitzen. Nach einer eingehenden Kritik der verschiedenen, zur Bestimmung der Wasserpermeabilität ausgearbeiteten Methoden (HÖFLER 1930, HUBER und HÖFLER 1930, BACHMANN 1939) erbringen die beiden

Tabelle 4.
Wasserpermeabilität der Epithemzellen von Saxifraga lingulata.

Zone		*k*
A		1,01
B		1,39
C		1,80
D		1,51
	Mittelwert *k* =	1,43

Wasserpermeabilität der Mesophyllzellen von Saxifraga lingulata.

Zone		*k*
A		0,40
D		0,47
	Mittelwert *k* =	0,42

Autoren den Nachweis, daß sich die Eintrittskonstante für den Vergleich verschieden großer Zellen nicht eignet, da sie oberflächenabhängig ist. — Um über die Permeabilitätsverhältnisse der Epithemzellen vollkommene Klarheit zu gewinnen, werden wohl in der Zukunft noch eingehendere Versuche erforderlich sein.

b) Verdauungsdrüsen

Ein besonders beliebtes Objekt für zellphysiologische Untersuchungen stellen schon seit langem die Verdauungsdrüsen von *Drosera* dar. Als leicht zu reproduzierende Erscheinung hat STRUGGER (1949) ja auch die Erscheinung der Vakuolenkontraktion in den Epidermiszellen der Randtentakeln von *Drosera* unter seine Beispiele für zellphysiologische Versuche aufgenommen. Die auf Reize hin erfolgende Vakuolenkontraktion steht in enger Beziehung zu der von DARWIN (1876) entdeckten Aggregation, die u. a. auch von ÅKERMANN (1917), DUFRÉNOY (1927) und COELINGH (1929) weiter verfolgt und in ihrer Abhängigkeit von der Funktion der Zelle näher untersucht wurde. Auch LLOYD (1942) hat in jüngerer Zeit anläßlich seiner zusammenfassenden Darstellung über insektenfressende Pflanzen eine Übersicht über die die Verdauungsdrüsen betreffende Literatur gegeben. Abb. 27 zeigt die bekannten Stadien der Aggregation, die sich besonders nach Eiweißfütterung des Blattes beobachten lassen. Auf Reizung hin beginnt sich die Zentralvakuole in Teilvakuolen zu zerfurchen, bis schließlich wurm- oder fadenförmige Teilvakuolen die Zelle dicht erfüllen. Die Vakuolenzerklüftung geht dabei so rasch vor sich, daß deutliche Bewegungserscheinungen in der gereizten Zelle zu beobachten sind. DIANNELIDIS (1948) hat den Reizvorgang der Drüsen von *Drosera* vom elektrophysiologischen Standpunkt aus verfolgt und konnte zeigen, daß in den ersten 24 Stunden nach der Reizung das negative elektrische Potential der Drüsenköpfchen im Durchschnitt um — 11 Millivolt erhöht war. Nachher folgten Schwankungen. Vom 4. Tag an hat das Potential nach DIANNELIDIS (1948) die Tendenz, zu niederen Werten abzusinken. und das physiologische Abtrocknen der Drüsen in der folgenden Zeit ist mit niedrigen Potentialwerten verbunden die im Mittel bei etwa — 17 Millivolt liegen. Am 8. Tag hatten die Drüsen wieder das Potential erreicht, das sie vor der Reizung hatten.

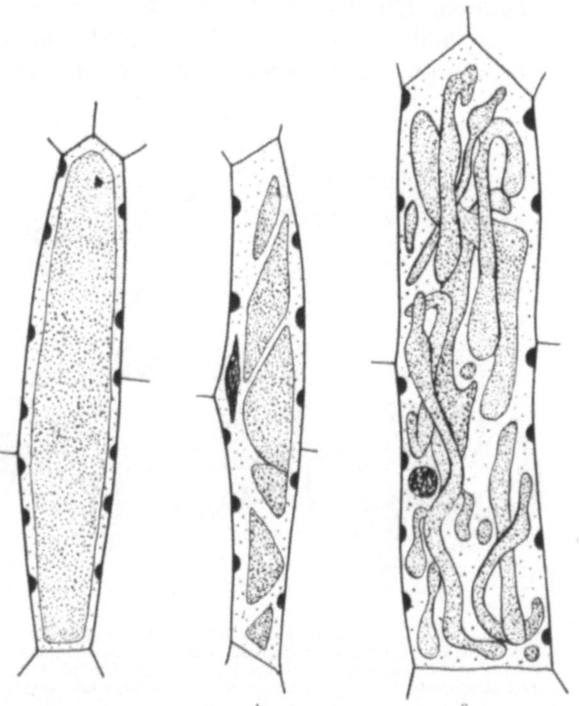

Abb. 27. Die Aggregation in den Epidermiszellen der Tentakeln von *Drosera rotundifolia.* a) ungereizte Zelle; b) Beginn der Vakuolenzerklüftung; c) Höhepunkt der Vakuolenzerklüftung. Es haben sich zahlreiche fadenartige Teilvakuolen gebildet.
(Nach ÅKERMANN aus KÜSTER 1928.)

c) Nektarien

α) **Vitalfärbung.** PEKAREK (1929 a, b) konnte zeigen, daß in der Fähigkeit zur Speicherung von basischen Vitalfarbstoffen ein charakteristisches, vom Grad der Funktionstüchtigkeit abhängiges Merkmal der Nektarien zu sehen ist. Seine Versuche bezogen sich einerseits auf die Nektarien von *Euphorbia Gerardiana*, andererseits auf diejenigen von *Vicia faba.* Bei *Vicia faba* werden die extrafloralen Nektarien aus dicht nebeneinanderstehenden Keulenhaaren gebildet, die je aus einer kurzen Stielzelle und drei oder vier eigentlichen Drüsenzellen bestehen. Mit basischen Vitalfarbstoffen, wie Neutralrot oder Methylenblau, erzielte PEKAREK (1929 b) eine elektive Färbung der eigentlichen Drüsenzellen, wobei die Speicherung des Farbstoffes an distinkten Körpern von kugelförmiger Gestalt innerhalb der Zelle erfolgte. Daß diese Farbstoffspeicherung um so intensiver erfolgt, je aktiver die Drüsenzellen sind, konnte PEKAREK (1929 b) gleichfalls nachweisen, ebenso wie die bemerkenswerte Tatsache, daß sich bei anthocyanführenden Nektarien der Anthocyangehalt vollkommen mit den Ergebnissen bei Vitalfärbung deckt. Die in dem Nektarialgewebe durch den Anthocyangehalt sich äußernden bzw. bei Vitalfärbung in Erscheinung tretenden Gradienten müssen als Ausdruck verschiedener physiologischer Zustände der einzelnen Zellen angesehen werden. — HÄRTEL (1952) berichtet über Vitalfärbungsstudien mit Fluorochromen (Akridinorange und Pyronin) und Redoxindikatoren an den Drüsenhaaren der Kelch- und Blütentragblätter von *Verbascum Blattaria* (Abb. 28).

Die Kutikula dieser Haare ist äußerst dicht und setzt daher dem Eindringen der Farbstoffe starken Widerstand entgegen, so daß im allgemeinen der Farbstoff nur auf dem Umweg über das Mesophyll in das Haar eindringen kann; nur gelegentlich ließ sich eine geringe Farbstoffaufnahme durch die Kutikula der Stielzelle, insbesondere aus alkalischer Lösung beobachten. Die Dichte der Kutikula nimmt überdies, wie schon Härtel, Kenda und Weber (1950a, b) zeigen konnten, vom Köpfchen zur Stielzelle hin ab. Bei den Untersuchungen Härtels (1952) erwies sich das Verhalten der Stiel-, Hals- und Köpfchenzellen der Drüsenhaare den verwendeten Farbstoffen gegenüber so verschieden, daß auf einen differenten Chemismus und eine verschiedene physiologische Leistung der einzelnen Zellen geschlossen werden kann. Halszelle und Sekret speichern dissoziierfähige Farbstoffe in molekularer Form, Köpfchen- und Stielzellen in ionisierter Form oder als Gemisch beider Phasen. Aus der festgestellten weitgehenden Übereinstimmung des färberischen Verhaltens von Halszellen und Sekret zieht Härtel (1952) den Schluß, daß die Halszelle wesentlich an der Sekretbildung beteiligt ist.

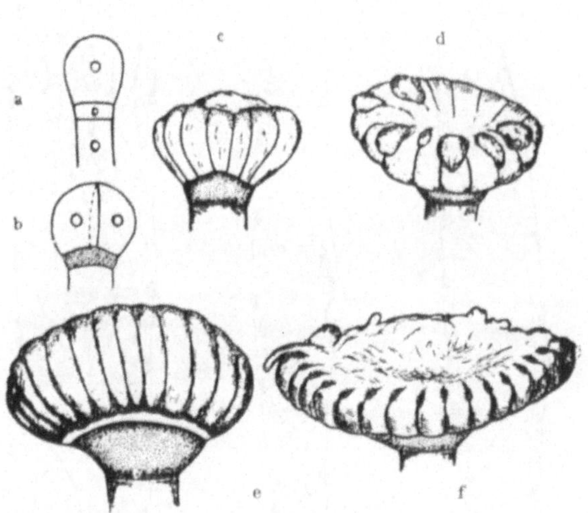

Abb. 28. Drüsenhaare von *Verbascum Blattaria* in verschiedenen Entwicklungsstadien, mit Giroudschem Reagens behandelt (Schwärzung durch Punktierung angedeutet); bei *b* und *c* entspricht die Punktierung gleichzeitig der Lokalisation der positiven Schiffschen Reaktion. (Nach Härtel 1952.)

An den Nektarien von *Fritillaria imperialis* machte Weber (1942) die auffallende Beobachtung, daß bei Verwendung von Neutralrotlösungen weder die Vakuole noch irgendein anderer Bestandteil der Drüsenzellen sich mit dem sonst so geeigneten Vitalfarbstoff färbt. Verwendete Weber (1942) jedoch zu seinen Färbungsversuchen an Stelle von Neutralrot Erythrosin, so stellte sich bald eine intensive Vitalfärbung von Cytoplasma und Zellkern ein. Die Vakuole und die Zellmembran blieben jedoch auch diesmal ungefärbt.

β) **Osmotischer Wert.** Durch parallellaufende Untersuchungen über den osmotischen Wert der Zellen des Nektarialgewebes von *Vicia faba* bestätigte Pekarek (1929b) das Vorhandensein eines Gefälles, wobei den eigentlichen Drüsenzellen der höchste osmotische Wert (0,7—0,9 Mol Rohrzucker) zukommt. Die Stielzelle der Nektarien fällt allerdings mit einem osmotischen Wert von 0,3 Mol aus dem Rahmen dieses Gradienten, was Pekarek (1929b) zu der Annahme veranlaßte, daß in der Stielzelle ein Regulationsapparat im Dienste der Wasserversorgung vorhanden ist. Die im Nektarialgewebe nachgewiesenen osmotischen Gradienten stehen in engem Zusammenhang mit der Funktionsfähigkeit der Nektarien, da sie nur bei funktionierenden Nektarien gefunden wurden.

γ) **Plasmolyseort.** Einen wichtigen Beitrag zur Protoplasmatik von Drüsenhaaren lieferte GICKLHORN (1930) durch seine Beobachtungen an den Köpfchenhaaren an der Außenseite der Korollblätter verschiedener *Geranium*-Arten. GICKLHORN (1930) untersuchte die Abhängigkeit des Plasmolyseortes vom Entwicklungsstadium der sezernierenden Zelle (Abb. 29). Bei der Untersuchung verschiedener Entwicklungsstadien fand GICKLHORN (1930), daß, sobald die wachsende Köpfchenzelle des Drüsenhaares ausgesprochen elliptischen Umriß angenommen hat, sich ein charakteristischer

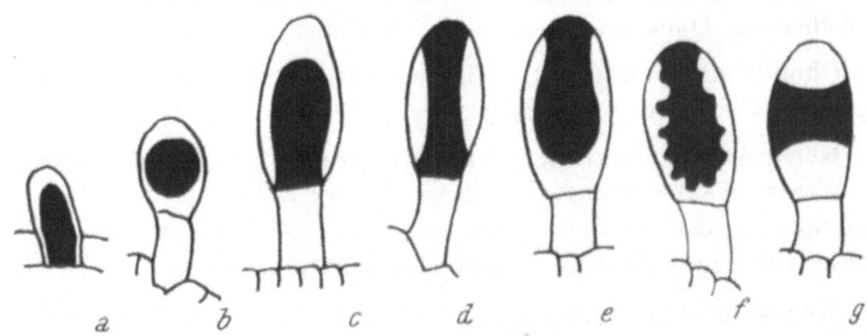

Abb. 29. Beschreibung im Text.
(Nach GICKLHORN 1930.)

Plasmolyseort beobachten läßt. Im Sinne von WEBERS (1929) Definition ist der Basalteil des Drüsenköpfchens ein negativer Plasmolyseort, so daß der kontrahierte Protoplast eine auffällig asymmetrische Lage aufweist. Bei einem nächstfolgenden Stadium ist der kontrahierte Protoplast in der Mitte der Köpfchenzelle ausgespannt, wobei eine Befestigungsstelle an der oberen Querwand der Stielzelle und die zweite an der äußersten Wölbung der elliptisch konturierten Köpfchenzelle liegt. Von diesem Altersstadium an verläuft die Plasmolyse in der Weise, daß sich der Protoplast in der Basalregion loslöst, während er an der Spitzenpartie auch bei rasch verlaufender Plasmolyse unbeweglich festgehalten bleibt. Der vorher positive ist zu einem negativen Plasmolyseort geworden. In allen weiteren Altersstadien erfolgt die Plasmolyse wohl ähnlich wie in Abb. 29 *f*, jedoch verliert der Protoplast zusehends die Fähigkeit zur Abrundung, so daß vielfach eigenartig traubige oder cystolithenähnliche Formen entstehen. In diesem Entwicklungsstadium ist auch meist schon ein Exkrettropfen kappenförmig über die Spitzenpartie der Köpfchenzelle des Drüsenhaares gelagert. Zwischen den dargestellten Plasmolyseformen konnte GICKLHORN (1930) oft auch Übergänge beobachten. Als besonders beachtenswert erscheint ihm die in Abb. 29 *g* dargestellte Form, bei der der kontrahierte Protoplast quer zur Längsachse des Köpfchens gelagert ist; Basis und Spitze stellen positive Plasmolyseorte dar. Orientierende Versuche mit Vitalfarbstoffen, die zeigten, daß die Färbung vom Spitzenteil der Köpfchenzelle gegen die Basis hin fortschreitet, führten GICKLHORN (1930) zu der Annahme, daß die

Zellmembran an der Spitze des Köpfchens eine besondere chemisch-physikalische Beschaffenheit besitzt, wodurch auch das Austreten der Exkretstoffe eben an dieser Stelle eine Erklärung findet. Diese streng lokalisierte Veränderung der Zellmembran tritt aber nach Gicklhorn (1930) erst in einem bestimmten Reifegrad auf. Bemerkenswerterweise fällt dieser Zeitpunkt der beginnenden Exkretion ungefähr mit dem Wechsel eines positiven Plasmolyseortes in einen negativen zusammen.

δ) **Vakuom.** Die Drüsenzellen von *Ricinus* stellen ein beliebtes Versuchsobjekt dar (Bloch 1947). Goncalves (1938) wies an den Nektarien von *Ricinus communis* nach, daß in Verbindung mit der einsetzenden Sekretion eine Verlagerung und eine Größenzunahme der Vakuolen erfolgt. Vakuolenzerklüftung (Aggregation) beobachtete Colla (1943) an den nektarliefernden Zellen von *Dyckia* während der Sekretion.

ε) **Chondriom.** Hocquette (1936) beschreibt charakteristische Veränderungen des Chondrioms sezernierender Zellen.

ζ) **Kern.** An den Nektarien der Nektargruben von *Fritillaria imperialis* hebt Weber (1942) die auffallende Größe der Zellkerne der Drüsenzellen hervor und spricht die Vermutung aus, daß diese Kerne durch Endomitose (Geitler 1948) polyploid geworden sein könnten.

η) **Reduktionsvermögen.** Im Zusammenhang mit umfangreichen Untersuchungen an Septalnektarien hat Schniewind-Thies (1897) bereits die Frage nach Besonderheiten des Zellinhaltes der Nektar sezernierenden Zellen angeschnitten und den Nektar auf das Vorhandensein eines Stärke in Zucker überführenden Fermentes untersucht. Anläßlich seiner Untersuchungen an den Nektarien von *Fritillaria imperialis* fand Weber (1942), daß bei Behandlung mit Silbernitrat sich speziell die Schichte der Drüsenzellen augenblicklich äußerst intensiv schwärzt. Auf die Angaben von Neubauer (1939), Weber (1940 a) und Bukatsch (1942) gestützt, nimmt Weber (1942) an, daß auch im Falle der Nektarien von *Fritillaria* Zellen mit besonderer Stoffwechselaktivität vorliegen, die viel Askorbinsäure enthalten. Eine Beziehung zwischen Askorbinsäuregehalt und Polyploidie nimmt Giroud (1938) an. Aus den Versuchen Härtels (1952) an den Drüsenhaaren von *Verbascum Blattaria* geht hervor, daß die Haare Redoxindikatoren zu entfärben vermögen und daß ihr rH ungefähr dem der Askorbinsäure entspricht.

ϑ) **Elektrische Eigenschaften.** Interessant erscheinen in diesem Zusammenhang die Ergebnisse der elektrophysiologischen Untersuchungen an *Euphorbia*-Nektarien von Diannelidis (1948). Diannelidis (1948) konnte zeigen, daß das elektrische Potential von Nektarien gegenüber dem benachbarten Gewebe negativ ist bei Nektarien mit dünnflüssigem Nektar und positiv an solchen mit dickflüssigem Nektar. Ersetzt man den Nektar durch Wasser, so wird das Potential des Nektariums nach der positiven Seite verschoben, ersetzt man ihn durch 30%ige Glukoselösung, so nimmt er stärker negative Werte an. Die Verschiedenheit im elektrischen Potential kann daher — nach DIANNELIDIS (1948) — nicht die Folge von Konzentrationsunterschieden des Nektars sein, sondern muß als deren Ursache angesehen werden.

d) Narbenpapillen

Zu den Sekretionsorganen sind auch die Narbenpapillen zu rechnen, deren protoplasmatische Eigenschaften CAPPELLETTI (1947) an *Lilium* studierte.

8. Idioblasten

Die in den verschiedenen Geweben auftretenden fremden Formbestandteile, welche in morphologischer und funktioneller Hinsicht von den benachbarten Gewebeelementen abweichen und nach SACHS (1874) als Idioblasten bezeichnet werden, werden von HABERLANDT (1884) als eine eigene Gewebeart zusammengefaßt, da gewöhnlich sämtliche Idioblasten eines Gewebes von gleichartiger Ausbildung sind und dieselbe Funktion besitzen. Selbstverständlich verdienen solche Idioblasten im Rahmen einer protoplasmatischen Pflanzenanatomie eine starke Beachtung, und es ist zu begrüßen, daß die Zahl der Untersuchungen zur protoplasma-physiologischen Charakterisierung solcher Zelltypen in ständigem Wachsen begriffen ist. Bis jetzt wurde vor allem die Frage nach der Natur des Inhaltes solcher Idioblasten angeschnitten, und es hat sich gezeigt, daß dabei in erster Linie die Methoden der Mikrochemie (MOLISCH 1923), der Histophysiologie (RIES 1938), der enzymatischen Histologie (BERSIN 1939, HOLTER und LINDERSTROM 1940) und der Fluoreszenzmikroskopie (HAITINGER 1938, STRUGGER 1938, 1939, 1940, 1941, 1948 a, b, 1949, HÖFLER 1947 a, b) Erfolg brachten. Durch die Heranziehung möglichst vielseitiger Methoden wird die Charakterisierung solcher Idioblasten weitere Fortschritte machen. Aus der Zahl der vorliegenden Beobachtungen seien lediglich zwei Untersuchungen jüngeren Datums herausgegriffen, die geeignet sind, die Kennzeichnung dieser Untersuchungsrichtung der protoplasmatischen Pflanzenanatomie zu vermitteln. Einerseits setzten sich die Untersuchungen von HÄRTEL, KENDA und WEBER (1950 b) zum Ziel, die Idioblasten im Mesophyll von *Verbascum Blattaria* näher zu kennzeichnen und führten zu der Annahme, daß die Vakuolen dieser Idioblasten Acetalphosphatid (Plasmal [2]) enthalten, andererseits konnte TOTH-ZIEGLER (1952) an einem äußerst umfangreichen Material das Vorkommen von rot fluoreszierenden Inhaltskörpern bei Leguminosen nachweisen. Nicht so sehr auf den Inhalt als auf die Protoplasmatik von Idioblasten Nachdruck gelegt zu haben, ist das Verdienst von TAKADA (1952), der für die gerbstofführenden Idioblasten der Blattlamina von *Helodea densa* Unterschiede im zellphysiologischen Verhalten gegenüber den übrigen Zellen der Blattlamina nachweisen konnte. Höhere Plasmolyse- und Deplasmolysezeit in Harnstoff,

[2] Auf Grund von vergleichenden Studien über das Auftreten der Plasmalreaktion und dem Vorkommen von Askorbinsäure nimmt KELLERMANN (1949) an, daß wie in tierischen Geweben, so auch in pflanzlichen zwischen dem Vorkommen von Plasmalen und dem des Vitamin C ein Antagonismus besteht.

leichtere Konvexplasmolyse in KCl-Lösungen und schwache Kappenplasmolyse in $CaCl_2$ ist für die von Takada (1952) untersuchten Idioblasten charakteristisch.

9. Kontraktiles Gewebe

Eine streng umrissene Untersuchungsrichtung, die besonderes Interesse verdient, stellen die Untersuchungen zur Kennzeichnung kontraktiler Zellen und Gewebe der Pflanzen dar. Um die Technik der vitalen Untersuchung und um die protoplasma-physiologische Charakterisierung solcher Gewebe bemüht sich seit langem vor allem Colla (1936, 1947) mit gutem Erfolg. Daß für einen raschen Wechsel in der Turgeszenz der Zellen dem Tanningehalt der Vakuole eine Bedeutung beizumessen ist, hat einerseits Imamura (1943) für Schließzellen, andererseits Toriyama (1953) für die Bewegungszellen des Blattpolsters von *Mimosa pudica* zeigen können.

Literatur

Åkermann, A., 1917: Untersuchungen über die Aggregation in den Tentakeln von *Drosera rotundifolia.* Bot. Notiser **145.**

Amlong, K. U., 1943: Über den Einfluß der Hormonisierung auf die Transpiration der Pflanzen. Naturw. **31.**

Bachmann, Fr., 1939: Zur Analyse von Permeabilitätsmessungen I. Wasserpermeabilität. Planta **30.**

Bancher, F., 1951: Mikrurgische Studien an *Delphinium*-Anthocyanophoren. Protoplasma **40.**

Bary, A. de, 1877: Vergleichende Anatomie der Vegetationsorgane der Phanerogamen und Farne. Leipzig.

Bernstein, J., 1912: Elektrophysiologie. Sammlung Die Wissenschaft **44.** Braunschweig.

Bersin, Th., 1939: Enzymologie. Leipzig.

Bewisch, 1926: Zur Kenntnis der Endodermiszelle. Ber. dtsch. bot. Ges. **44.**

Beyer, A., 1929: Über Tropfenbildung in den Schließzellen der Spaltöffnungen von *Tradescantia zebrina.* Bot. Arch. **26.**

Bloch, R., 1947: Irreversible Differentiation in Certain Plant Cell Lineages. Science **106.**

Boas, Fr., 1929: Zur Kenntnis der Wirkung von Gallensalzen auf die Zelle. Protoplasma **9.**

Bogen, H. J., 1938: Untersuchungen zu den „spezifischen Permeabilitätsreihen" Höflers. II. Harnstoff und Glyzerin. Planta **28.**

— 1940: Untersuchungen über den Quellungseffekt permeierender Anelektrolyte I. Ionenwirkung auf die Permeabilität von *Rhoeo discolor.* Z. Bot. **36.**

— 1941: Untersuchungen über den Quellungseffekt permeierender Anelektrolyte II. Ionenwirkung auf die Permeabilität von *Gentiana cruciata.* Planta **32.**

Brat, L., und Fr. Weber, 1950: Anthoxanthin in den Schließzellen der Kronblätter von *Victoria amazonica* und *Nymphaea zanzibariensis.* Phyton **3.**

— G. Kenda und Fr. Weber, 1951: Rhabdoide fehlen den Schließzellen von *Drosera.* Protoplasma **40.**

Bukatsch, E., 1942: Zur Bestimmung des Askorbinsäuregehaltes in gerbstoffführenden Pflanzenteilen mit besonderer Berücksichtigung der Insektivoren. Protoplasma **36.**

Bünning, E., 1939: Lehrbuch der Pflanzenphysiologie II. Die Physiologie des Wachstums und der Bewegungen. Berlin.

— 1948: Die Bildung des Spaltöffnungsmusters in der Blattepidermis. Z. Naturforsch. **3 b.**

— und E. H. Sagromsky, 1948: Die Bildung des Spaltöffnungsmusters in der Blattepidermis. Z. Naturforsch. **3 b.**

Cappalletti, C., 1947: Ricerche sulla papilla stimmatica di *Lilium candidum.* Lab. di Botanica Torino **8.**

CHAYEN, 1952: The Structure of Root Meristem Cells of *Vicia faba*. Structural Aspects of Cell Physiology, Symposia of the Society for Exper. Biol. **6.**

CHOLODNY, N., 1924: Zur Frage nach der Wirkung des Wassers auf den anatomischen Bau der Landpflanzen. Biol. Zbl. **44.**

COELINGH, W. M., 1929: Over stoffen die infloed uitoefenen op de aggregatie bij *Drosera*. Diss. Utrecht-Baarn.

COLLA, S., 1936: Die kontraktile Zelle der Pflanzen. Protoplasma-Monographien **10.**

— 1943: Estudios sobre la secretion nectarifera III. Arch. biol. vegetal. **1.**

— 1947: Sobre la technica para abservar in vivo cortes de tejidos contractiles. Arch. biol. vegetal. **3.**

COLLANDER, R., 1921: Über die Permeabilität pflanzlicher Protoplasten für Sulfosäurefarbstoffe. Jb. wiss. Bot. **60.**

— 1949: The Permeability of Plant Protoplasts to Small Molecules. Physiologia Plantarum **2.**

CRAFTS, A. S., 1931: Movement of Organic Materials in Plants. Plant Physiology **6.**

— 1939: The Relation Between Structure and Function of the Phloem. Amer. J. Bot. **26.**

CZAJA. A. TH., 1936: Untersuchungen über den Membraneffekt des Absorptionsgewebes und über die Farbstoffaufnahme in die lebende Zelle. Planta **26.**

DANGEARD, P. A., 1947: Cytologie végétale et cytologie générale. Paris.

DARWIN, CH., 1876: Insektenfressende Pflanzen. Stuttgart.

DELAY, C., 1947: Recherches sur la structure des noyaux quiescents chez les Phanérogames. Rev. Cytol. et Cytophysiol. végét. **9.**

DIANNELIDIS, TH., 1948: Beitrag zur Elektrophysiologie pflanzlicher Drüsen. Phyton **1.**

— 1950: Zellphysiologische Beobachtungen an den Schließzellen von *Stratiotes aloides*. Protoplasma **39.**

— und K. UMRATH, 1952: Vitamin-C-Gehalt und Spaltöffnungszahl von Blättern. Z. Bot. **40.**

DICKSON, 1883: On the Structure of the Pitcher in the Seedling of *Nepenthes* as Compared with that in the Adult Plant. Gardeners Chronicle, new series, **20.**

— 1884: On the Structure of the Pitcher in the Seedling of *Nepenthes* as Compared with that in the Adult Plant. Preliminary Note. Proc. roy. Soc. Edinburgh **12.**

DRAWERT, H., 1937: Protoplasmatische Anatomie des fixierten *Helodea*-Blattes. Protoplasma **29.**

— 1938: Elektive Färbung der Hydropoten an fixierten Wasserpflanzen. Ein Beitrag zur protoplasmatischen Anatomie fixierter Gewebe. Flora **132.**

— 1940: Zur Frage der Stoffaufnahme durch die lebende Zelle II. Die Aufnahme basischer Farbstoffe und das Permeabilitätsproblem. Flora **134.**

— 1941: Beobachtungen an den Spaltöffnungen und den Blatthaaren von *Tradescantia virginica* L. Flora **135.**

DRIESCH, H., 1901: Die organischen Regulationen. Leipzig.

DUFRÉNOY, J., 1927: Le rôle des vacuoles dans les cellules glandulaire de poils des plantes carnivores. Rev. Path. Végét. **15.**

ELO, J. E., 1937: Vergleichende Permeabilitätsstudien, besonders an niederen Pflanzen. Annales Botanici Soc. Zool. Bot. Fenn. **8.**

— 1939: Zur Kenntnis der Permeabilitätseigenschaften von *Hippuris vulgaris L.* Protoplasma **32.**

ESAU, K., 1939: Development and Structure of the Phloem Tissue. Bot. Rev. **5.**

— 1941: Inclusions in Guard Cells of *Tobacco* Affected with Mosaic. Hilgardia **13.**

— 1947: A Study of some Sieve-Tube-Inclusions. Amer. J. Bot. **34.**

FISCHER, H., 1930: Anthozyanführende Schließzellen bei *Hyoscyamus*. Biol. gen. **6.**

FLEISCHMANN, 1928: Untersuchungen zur Frage der Permeabilität pflanzlicher und tierischer Zellmembranen für Kohlehydrate. Pflügers Arch. **220.**

FREY-WYSSLING, A., und V. RECHERNBERG-ERNST, 1944: Über die Wasserpermeabilität der Epithemzellen von Hydathoden. Flora **37.**

GAGETTI, A., 1947: Studi sull'anatomia protoplasmatica delle piante Ricerche citofisiologische sull'ecologia della traspirazione. Volume onoranze al Prof. G. GOLA. Lavori di Botanica Padova.

GANZINGER, K., 1939: Vergleichende Untersuchungen über die schädigende Wirkung von Hexamethylentetramin auf pflanzliche Zellen und über sein Permeiervermögen. Biol. gen. **14.**

GEITLER, L., 1948: Ergebnisse und Probleme der Endomitoseforschung. Öst. Bot. Ztg. **95**.
— 1953: Endomitose und endomitotische Polyploidisierung. Protoplasmatologia VI, C. Wien.
GERM, H., 1932: Untersuchungen über die systrophische Inhaltsverlagerung in Pflanzenzellen nach Plasmolyse III. Protoplasma **18**.
GERTZ, O., 1906: Studier öfver Anthocyan. Akademisk Afhandling. Lund.
— 1919: Über septierte Stomazellen. Ber. dtsch. bot. Ges. **37**.
GICKLHORN, J., 1930: Plasmolyse-Orte verschiedener Entwicklungsstadien einer Zelle. Protoplasma **12**.
— 1931: Elektive Vitalfärbungen. Probleme, Ziele, Ergebnisse, aktuelle Fragen und Bemerkungen zu den Methoden. Er. Biol. **7**.
GIROUD, A., 1938: L'acide ascorbique dans la cellule et les tissues. Protoplasma-Monographien **16**. Berlin.
GONCALVES DA CUNBA, A., 1938: Zytologische Studien über die Nektarien des Blattstieles von *Ricinus communis* L. Bol. Soc. Broteriana, Sér. 2 A **13**.
GRAVIS, A., 1898: Recherches anatomiques et physiologiques sur le *Tradescantia virginica* L. Bruxelles.
GUILLIERMOND, A., and ATKINSON, 1941: The Cytoplasm of the Plant Cell. Chronica Botanica Company USA.
GUTTENBERG, H. v., 1905: Beiträge zur physiologischen Anatomie der Pilzgallen. Leipzig.
— 1943: Die Aufgaben der Endodermis. Biol. Zbl. **63**.
HABERLANDT, G., 1884: Physiologische Pflanzenanatomie. 1. Aufl. Leipzig.
— 1886: Beiträge zur Anatomie und Physiologie der Laubmoose. Jb. wiss. Bot. **17**.
— 1909: Physiologische Pflanzenanatomie. 4. Aufl. Leipzig.
— 1924: Physiologische Pflanzenanatomie. 6. Aufl. Leipzig.
HÄRTEL, O., 1951: Gerbstoffe als Ursache „voller" Zellsäfte. Protoplasma **40**.
— 1952: Vitalfärbungsstudien an *Verbascum Blattaria*. Z. Mikrosk. **61**.
— G. KENDA und FR. WEBER, 1950 a: Myelinfiguren aus Drüsenhaaren von *Verbascum Blattaria*, Protoplasma **39**.
— 1950 b: Plasmal-Idioblasten im Mesophyll von *Verbascum Blattaria*. Protoplasma **39**.
— und I. THALER, 1953: Die Proteinoplasten von *Helleborus corsicus*. Protoplasma **42**.
HAGEN, FR., 1916: Zur Physiologie des Spaltöffnungsapparates. Beitr. allg. Bot. **1**.
HAITINGER, M., 1935: Die Grundlagen der Fluoreszenzmikroskopie II. Wirkung der Fluorochrome auf pflanzliche Zellen. Beih. Bot. Cbl. **53**.
— 1938: Fluoreszenzmikroskopie. Leipzig.
— und L. LINSBAUER, 1933: Die Grundlagen der Fluoreszenzmikroskopie und ihre Anwendung in der Botanik. Beih. Bot. Cbl. **50**.
— — 1935: Die Grundlagen der Fluoreszenzmikroskopie III. Darstellung organisierter Zelleinschlüsse. Beih. Bot. Cbl. **53**.
HAMORAK, N., 1915: Beiträge zur Mikrochemie des Spaltöffnungsapparates. S.ber. Akad. Wiss. Wien, math.-naturw. Kl. **124**.
HARBRECHT, A., 1942: Untersuchungen über die Ionenaufnahme der *Bromeliaceen*. Jb. Bot. **90**.
HARMS, H., 1936: Beziehungen zwischen Stomataweite, Lichtstärke und Lichtfarbe. Planta **25**.
HEATH and RUSSELL, 1954: Studies in Stomatal Behaviour VI. An Investigation of the Light Responses of Wheat Stomata with the Attempted Elimination of Control by the Mesophyll. J. exper. Bot. **5**.
HELIGE, H., 1947: Beiträge zur Protoplasmatik der Stomata-Zellen von Laubmoosen und von *Azolla*. Diss. Graz.
— und FR. WEBER, 1950: Stomata-Zahl vergrünter *Hydrangea*-Kelchblätter. Phyton **2**.
HERZOG, R. O., 1934: Anatomische und experimentell-morphologische Untersuchungen über die Gattung *Salvinia*. Planta **22**.
HILDEBRAND, 1861: Über das Vorkommen von Spaltöffnungen auf Blumenblättern. Bonn.
HOCQUETTE, M., 1936: Recherches microchimiques et cytologiques sur la nature et le mode de formation de la sécrétion de *Primula obconica*. Rev. Cytol. et Cytophysiol. végét. **2**.
HÖBER, R., 1926: Physikalische Chemie der Zelle und der Gewebe. 6. Aufl. Leipzig.

HÖFLER, K., 1930: Über Eintritts- und Rückgangsgeschwindigkeit der Plasmolyse und eine Methode zur Bestimmung der Wasserpermeabilität des Protoplasten. Jb. wiss. Bot. **73**.
— 1932: Vergleichende Protoplasmatik. Ber. dtsch. bot. Ges. **50**.
— 1934: Neuere Ergebnisse der vergleichenden Permeabilitätsforschung. Ber. dtsch. bot. Ges. **52**.
— 1936: Permeabilitätsunterschiede in verschiedenen Geweben einer Pflanze und ihre vermutlichen Ursachen. Mikrochemie (MOLISCH-Festschrift).
— 1937: Spezifische Permeabilitätsreihen verschiedener Zellsorten derselben Pflanze. Ber. dtsch. bot. Ges. **55**.
— 1941: Unsere derzeitige Kenntnis von den spezifischen Permeabilitätsreihen. Ber. dtsch. bot. Ges. **60**.
— 1947 a: Einige Nekrosen bei Färbung mit Akridinorange. S.ber. Akad. Wiss. Wien, math.-naturw. Kl., Abt. I, **156**.
— 1947 b: Was lehrt die Fluoreszenzmikroskopie von der Plasmapermeabilität und Stoffspeicherung? Mikroskopie **2**.
— 1949: Fluoreszenzmikroskopie und Zellphysiologie. Biol. gen. **19**.
— und A. STIEGLER, 1921: Ein auffälliger Permeabilitätsversuch in Harnstofflösung. Ber. dtsch. bot. Ges. **39**.
— — 1930: Permeabilitätsverteilung in verschiedenen Geweben der Pflanze. Protoplasma **9**.
HÖFLER, R., 1939: Silbernitrat-Reduktion der Schließzellen und Öffnungszustand der Stomata. Protoplasma **33**.
HOFMEISTER, L., 1935: Vergleichende Untersuchungen über spezifische Permeabilitätsreihen. Bibliotheca Botanica **113**.
— 1938: Verschiedene Permeabilitätsreihen bei einer und derselben Zellsorte von *Ranunculus repens*. Jb. wiss. Bot. **86**.
— 1939: Die Wasserpermeabilität der Zellen des Drüsenepithems von *Saxifraga*. Protoplasma **33**.
HOLTER, H., und K. LINDERSTROM, 1940: Enzymatische Histochemie. Nord-Weidenhagen. Handbuch d. Enzymologie **1**, Leipzig.
HUBER, B., 1947: Zur Mikrophotographie der Saftströme im Transfusionsgewebe der Koniferennadeln. Planta **35**.
— und K. HÖFLER, 1930: Die Wasserpermeabilität des Protoplasmas. Jb. wiss. Bot. **73**.
— und E. ROUSCHAL, 1938: Anatomische und zellphysiologische Beobachtungen am Siebröhrensystem der Bäume. Ber. dtsch. bot. Ges. **56**.
HURCH, H., 1933: Beiträge zur Kenntnis der Permeabilitätsverteilung in den verschiedenen Geweben des Blattes. Beih. Bot. Zbl. **50**.
ILJIN, W. S., 1915: Die Regulierung der Spaltöffnungen im Zusammenhang mit der Veränderung des osmotischen Druckes. Beih. Bot. Zbl. **32**.
— 1923: Die Permeabilität des Plasmas für Salze und die Anatonose. Studies from Plant Physiol. Labor. of Univ. Prague **1**.
IMAMURA, I., 1931: Über die Dorsiventralität der unifazialen Blätter von *Iris japonica* und ihre Beeinflußbarkeit durch die Schwerkraft. Mem. Coll. Sc. Kyoto Imp. Univ., Ser. B, **6**.
— 1943: Untersuchungen über den Mechanismus der Turgorschwankung der Spaltöffnungsschließzellen. Jap. J. Bot. **12**.
— und J. YOSIMATU, 1937: Über experimentell erzielte Mißbildungen des Spaltöffnungsapparates bei *Iris japonica* Thunb. Bot. Mag. Tokyo **51**.
KASY, R., 1951: Untersuchungen über Verschiedenheiten der Gewebeschichten krautiger Blütenpflanzen in Beziehung zu entwicklungsgeschichtlichen Befunden Hans Winklers an Pfropfbastarden. S.ber. Öst. Akad. Wiss. Wien, math.-naturw. Kl., Abt. I, **160**.
KELLER, R., 1930: Der elektrische Faktor des Wassertransportes im Lichte der Vitalfärbung. Erg. Physiol. **30**.
KELLERMANN, H., 1949: Studien über den Vitamin-C-Gehalt der Pflanzen. Phyton **1**.
KENDA, G., 1950: Anthozyanstaub in der Antherenepidermis von *Papaver Rhoeas*. Phyton **2**.
— 1951: Stomata an Antheren. Phyton **4**.
— und FR. WEBER, 1950: Stomata-Zahl vergrünter *Verbascum-Blattaria*-Kronblätter. Öst. Bot. Z. **97**.
— I. THALER und FR. WEBER, 1951: Kern-Kristalloide in Stomata-Zellen? Protoplasma **40**.

KENDA, G., I. THALER und FR. WEBER, 1953: Schließzellen-Chloroplasten vergilben nicht. Protoplasma **42**.

KINDERMANN, 1902: Über die auffallende Widerstandskraft der Schließzellen gegen schädliche Einflüsse. S.ber. Akad. Wiss. Wien, math.-naturw. Kl. **111**.

KISSELEW, J. A., 1925: Veränderung der Durchlässigkeit des Protoplasmas der Schließzellen im Zusammenhange mit stomatären Bewegungen. Beih. Bot. Cbl. **41**.

KOHL, F. G., 1889: Kalksalze und Kieselsäure in der Pflanze. Marburg.

— 1897: Die Protoplasmaverbindungen der Spaltöffnungsschließzellen und der Moosblattzellen. Bot. Zbl. **72**.

KOLDA, 1937: Zur Anatomie etiolierter und periodisch belichteter Pflanzen und über die Wirkung nachträglicher Kultur am Lichte. Beih. Bot. Zbl. **57**.

KREUZ, J., 1940: Der Einfluß von Calzium- und Kalium-Salzen auf die Permeabilität des Protoplasmas für Harnstoff und Glyzerin. Öst. Bot. Z. **90**.

KROPFITSCH, M., 1951 a: Apfelgaswirkung auf Stomatazahl. Protoplasma **40**.

— 1951 b: UV-Bestrahlung und Stomatazahl. Protoplasma **40**.

— 1951 c: Stomatazahl und Heteroauxin. Protoplasma **40**.

KÜSTER, E., 1925: Pathologische Pflanzenanatomie. 3. Aufl. Jena.

— 1928: Das Verhalten pflanzlicher Zellen in vitro und vivo. Arch. exper. Zellforsch. **6**.

LABER, I., 1953: Entwicklung und Nekrose einiger kurzlebiger Pflanzenhaare. Protoplasma **43**.

LEITGEB, H., 1886: Beiträge zur Physiologie der Spaltöffnungsapparate. Mitt. bot. Inst. Graz **1**.

LEWIS, F. J., 1945: Physical Conditions of the Surface of the Mesophyll Cell Walls of the Leaf. Nature (Brit.) **156**.

LINSBAUER, K., 1916: Die physiologischen Arten der Meristeme. Biol. Cbl. **36**.

— 1917: Beiträge zur Kenntnis der Spaltöffnungsbewegungen. Flora **109**.

— 1926: Beobachtungen an Spaltöffnungen. Planta **2**.

— 1927: Weitere Beobachtungen an Spaltöffnungen. Planta **3**.

LLOYD, F. E., 1942: The Carnivorous Plants. Waltham.

LUHAN, M., 1947: Die Goldendodermis der Farne. S.ber. Akad. Wiss., math.-naturw. Kl., Abt. I, **156**.

MACFARLANE, 1893: Observations on Pitchered Insectivorous Plants. Parts II. Annals of Botany **7**.

MARKLUND, G., 1936: Vergleichende Permeabilitätsstudien an pflanzlichen Protoplasten. Acta Bot. Fenn. **18**.

MAYR, FR., 1915: Hydropoten an Wasser- und Sumpfpflanzen. Beih. Bot. Cbl. **32**.

MEISSNER, R., 1937: Protoplasmatische Anatomie der Wasserspalten. Protoplasma **28**.

MEYER, F. J., 1935: Zur Frage der Funktion der Hydropoten. Ber. dtsch. bot. Ges. **53**.

MÖBIUS, M., 1927: Die Farbstoffe der Pflanzen. LINSBAUERS Handb. d. Pflanzenanatomie. Lief. **20**.

MOLISCH, H., 1897: Untersuchungen über das Erfrieren der Pflanzen. Jena.

— 1901: Studien über den Milchsaft und Schleimsaft der Pflanzen. Jena.

— 1905: Über amorphes und kristallisiertes Anthocyan. Bot. Ztg. **63**.

— 1923: Mikrochemie der Pflanze. 3. Aufl. Jena.

MOURAVIEFF, I., 1951 a: Pénétration de l'urée et interaction de la turgescence expérimentale des cellules stomatiques et épidermiques. Compt. rend. des séances de l'Académie des Sciences **232**.

— 1951 b: Action de l'hydratation des cellules épidermiques sur l'appareil stomatique. Compt. rend. des séances de l'Académie des Sciences **232**.

NEUBAUER, M., 1939: Das Vitamin C in der Pflanze. Protoplasma **33**.

NICOLIČ, M., 1925: Beiträge zur Physiologie der Spaltöffnungsbewegung II. Über die Beziehung der Stomatärbewegung zur Lichtintensität. Beih. Bot. Cbl. **41**.

OBERTH, 1925: Osmotische Untersuchungen an Trichomen. Öst. Bot. Z. **74**.

PAETZ, K. W., 1930: Untersuchungen über die Zusammenhänge zwischen stomatärer Öffnungsweite und bekannten Intensitäten bestimmter Spektralbezirke. Planta **10**.

PECKSIEDER, M. E., 1947: Permeabilitätsstudien an Lebermoosen. S.ber. Öst. Akad. Wiss., math.-naturw. Kl., Abt. I, **156**.

PEKAREK, J., 1929 a: Vitalfärbung von Nektarien. Kolloid-Beih. **28**.

— 1929 b: Die Vitalfärbung als allgemeine botanische Untersuchungsmethode. Kolloidchem. Beih. **28**.

PEKAREK, J., 1933: Über die Aziditätsverhältnisse in den Epidermis- und Schließzellen bei *Rumex acetosa* im Licht und im Dunkeln. Planta **21**.
— 1936: Bemerkungen zur Schließzellen-Permeabilität offener und geschlossener Spaltöffnungen. Beih. Bot. Cbl. **55**.
PFITZER, E., 1867: Über die Schutzscheide der deutschen Equisetaceen. Jb. wiss. Bot. **6**.
PIGNEUR, H., 1947: L'ontogénèse du tube criblé. Cellule **51**.
POLITIS, J., 1948: Recherches cytologiques sur le mode de formation de l'acide chlorogénique. Du rôle de l'acide chlorogénique dans la formation des membranes subérifiées. Rev. Cytol. et Cytophysiol. végét. **10**.
POLZER, 1948: Beiträge zur Protoplasmatik der Stomatazellen an Kotyledonen. Diss. Graz.
PORSCH, O., 1905: Der Spaltöffnungsapparat im Lichte der Phylogenie. Jena.
PURKIT, 1912: Anatomisch-physiologische Untersuchungen über den Einfluß des Tabakrauches auf Keimlinge. S.ber. Akad. Wiss. Wien.
PYRKOSCH, G., 1936: Licht- und Transpirationswiderstand. Protoplasma **26**.
REED, H. S., and HIRANO, 1931: The Density of Stomata in *Citrus* Leaves. J. Agr. cult. **42**.
REUTER, L., 1937: Beiträge zur Protoplasmatischen Pflanzenanatomie I. Protoplasmatik der Deckelzellen subepidermaler Öldrüsen von *Rutaceen*. Protoplasma **29**.
— 1938 a: Protoplasmatik der Stomatazellen der Gleitzone der *Nepenthes*-Kanne. Protoplasma **30**.
— 1938 b: Der Stärkegehalt der Schließzellen von *Zea*-Albinos. Protoplasma **31**.
— 1942: Beobachtungen an den Spaltöffnungen von *Polypodium vulgare* in verschiedenen Entwicklungsstadien. Ein Beitrag zur protoplasmatischen Anatomie. Protoplasma **36**.
— 1943: Die Harnstoffpermeabilität der Schließzellen. Versuch eines quantitativen Nachweises der Permeabilität der Schließzellen. Protoplasma **37**.
— 1948 a: Die Protoplasmatik der Schließzellen von Schwimmpflanzen. Phyton **1**.
— 1948 b: Zur protoplasmatischen Anatomie des Keimblattes von *Soja hispida*. Ein Beitrag zur Protoplasmatik ernährungsphysiologisch differenter Zellzustände. Öst. Bot. Z. **95**.
RICHTER, A. A., und E. T. DWORETZKAJA, 1927: I. experm. Landw. in Südosten europ. Rußland 3 (zit. nach KOSTYTSCHEW).
RIES, E., 1938: Grundriß der Histophysiologie. Leipzig.
ROHDE, 1917: Untersuchungen über den Einfluß der freien H-Ionen im Innern lebender Zellen auf den Vorgang der vitalen Färbung. Pflügers Arch. **168**.
ROTA, DE, 1946: Beiträge zur Protoplasmatik der Stomatazellen an Früchten. Diss. Graz.
ROTHERT, W., 1913: Gewebe (Gewebe der Pflanzen), in Handwörterb. d. Naturw. III, S. 1138.
ROUSCHAL, E., 1941: Untersuchungen über die Protoplasmatik und Funktion der Siebröhren. Flora **135**.
RUHLAND, W., und H. ULLRICH, 1939: Richtigstellung und Erwiderung auf eine Besprechung der Leipziger „Untersuchungen zu den spezifischen Permeabilitätsreihen HÖFLERS" durch BRUNO HUBER. Planta **29**.
— und S. ENDO, 1938: Untersuchungen zu den „spezifischen Permeabilitätsreihen" HÖFLERS I. Zur Frage der Alkoholpermeabilität von Pflanzenzellen unter verschiedenen Versuchsbedingungen. Planta **27**.
SACHS, J. v., 1868: Lehrbuch der Botanik. 3. Aufl.
— 1874: Lehrbuch der Botanik. 4. Aufl. Leipzig.
SAGROMSKY, H., 1949: Weitere Beobachtungen zur Bildung des Spaltöffnungsmusters in der Epidermis. Z. Naturfsch. **4 b**.
SALMON, J., 1947: Différenciation des tubes criblés chez les Angiospermes. Rev. Cytol. et Cytophysiol. végét. **9**.
SAYRE, J. D., 1923: Physiology of Stomata of *Rumex patientia*. Science **67**.
— 1926: Physiology of Stomata of *Rumex patientia*. Ohio State Univ. J. **26**.
SCARTH, G. W., 1927: Stomatal Movement. Its Regulation and Regulatory Role. Protoplasma **2**.
— 1929: The Influence of H-Ion Concentration on the Turgor and Movement of Plant Cells with Special Reference to Stomatal Behavior. Proc. internat. Congr. Plant. Sci. **2**.
— 1932: Mechanism of the Action of Light and other Factors on Stomatal Movement. Plant Physiology **7**.

SCHARINGER, W., 1935: Cytologische Beobachtungen an *Ranunculaceen*-Blüten. Protoplasma **25**.

SCHEITTERER, H., und FR. WEBER, 1930: Osmotischer Wert bei Harnstoff-Endosmose. Protoplasma **11**.

SCHIMPER, A. F. W., 1848: Recherches anatomiques et morphologiques sur les Mousses. Thése Strasbourg.

SCHITTENGRUBER, B., 1953 a: Das Anthoorphnin der Kompositen-Involukralblätter fehlt ihren Schließzellen. Protoplasma **42**.

— 1953 b: Kontraktion Anthoorphnin-haltiger Vakuolen. Protoplasma **42**.

— 1953 c: Chromoplasten fehlen den Schließzellen. Protoplasma **42**.

— 1953 d: Stomata auf weißen Blattflecken. Öst. Bot. Z. **100**.

— 1954: Stomata fehlen den Blattflecken von *Maranta leuconeura*. Protoplasma **43**.

SCHMID-SCHMIDSFELDEN, 1949: Beiträge zur Kenntnis der Spaltöffnungen an unterirdischen Blattorganen. Diss. Graz.

SCHMIDT, H., 1930: Zur Funktion der Hydathoden von *Saxifraga*. Planta **10**.

— 1936: Plasmolyse und Permeabilität. Jb. wiss. Bot. **83**.

— 1939: Plasmolysezustand und Wasserhaushalt bei *Lamium maculatum*. Protoplasma **33**.

SCHNEE, 1936: Bandplasmolyse der Endodermiszellen von *Cobaea scandens*. Protoplasma **26**.

SCHNIEWIND-THIES, 1897: Beiträge zur Kenntnis der Septalnektarien. Jena.

SCHUMACHER, W., 1933: Untersuchungen über die Wanderung des Fluoresceins in den Siebröhren. Jb. wiss. Bot. **77**.

— 1939: Über die Plasmolysierbarkeit der Siebröhren. Jb. wiss. Bot. **88**.

SCHWENDENER, S., 1874: Das mechanische Prinzip im anatomischen Bau der Monokotylen. Leipzig.

SEYBOLD, A., 1929 a, 1930: Die pflanzliche Transpiration I. u. II. Erg. Biol. **5** und **6**.

SHEFFIELD, F. M. L., 1936: The Role of Plasmodesms in the Translocation of Viruses. Ann. Appl. Biol. **23**.

SIERP, H., 1933: Untersuchungen über die Öffnungsbewegung der Stomata in verschiedenen Spektralbezirken. Flora **128**.

SMALL, J., 1939: Technique for the Observation of Protoplasmic Streaming in Sieve Tubes. New Phytologist **38**.

— and K. M. MAXWELL, 1939: pH-Phenomena in Relation to Stomatal Opening. Protoplasma **32**.

SOLEREDER, H., 1899: Systematische Anatomie der Dikotylen. Stuttgart.

STÅLFELT, M. G., 1927: Die photischen Reaktionen im Spaltöffnungsmechanismus. Flora **21**.

— 1928: Die Abhängigkeit der photischen Spaltöffnungsreaktionen von der Temperatur. Planta **6**.

— 1929: Die Abhängigkeit der Spaltöffnungsreaktionen von der Wasserbilanz. Planta **8**.

STEINBERGER, A. L., 1922: Über Regulation des osmotischen Wertes in den Schließzellen von Luft- und Wasserspalten. Biol. Cbl. **42**.

STÖGER, E. M., 1950: Zur Permeabilität der Schließzellen. Protoplasma **39**.

STRUGGER, S., 1934: Beiträge zur Physiologie des Wachstums I. Zur protoplasmaphysiologischen Kausalanalyse des Streckungswachstums. Jb. wiss. Bot. **79**.

— 1938: Fluoreszenzmikroskopische Untersuchungen über die Speicherung und Wanderung des Fluoresceinkaliums in pflanzlichen Geweben. Flora **132**.

— 1939: Die lumineszenzmikroskopische Analyse des Transpirationsstromes in Parenchymen II. Die Eigenschaften des Berberinsulfates und seine Speicherung durch lebende Zellen. Biol. Cbl. **59**.

1940: Fluoreszenzmikroskopische Untersuchungen über die Aufnahme und Speicherung des Akridinorange durch lebende und tote Pflanzenzellen. Jena. Z. Naturw. **73**.

1941: Zellphysiologische Studien mit Fluoreszenzindikatoren I. Basische, zweifarbige Indikatoren. Flora **135**.

— 1948 a: Die Vitalfluorochromierung des Protoplasmas. Naturw. **34**.

— 1948 b: Fluoreszenzmikroskopie und Mikrobiologie. Hannover.

— 1949: Praktikum der Zell- und Gewebephysiologie der Pflanze. Pflanzenphysiolog. Praktika. Bd. II. 2. Aufl. Berlin.

— und FR. WEBER, 1926: Zur Physiologie der Stomata-Nebenzellen. Ber. dtsch. bot. Ges. **44**.

Takada, H., 1952: Untersuchungen über die gerbstoffführenden Idioblasten in der Blattlamina von *Helodea densa.* J. Inst. Polytechn. Osaka, Univ. Vol. **3**, Ser. D, S. 31—36.

Thaler, I., 1953: Proteinoplasten fehlen den Schließzellen. Protoplasma **42**.

Torriani, C., 1947: Studi sull'anatomia protoplasmatica delle piante. La diversa sensibilità delle radice e del fusto agli stimoli la loro diversa partecipazione al ricambio idrico e la struttura del plasma. Volumo onoranze al Prof. G. Gola. Lavori di Botanica Padova.

Toriyama, 1953: Observational and Experimental Studies of Sensitive Plants I. The Structure of Parenchymatous Cells of Pulvinus. Cytologia **18**.

Toth-Ziegler, A., 1952: Rot fluoreszierende Inhaltskörper bei Leguminosen. S.ber. Öst. Akad. Wiss., math.-naturw. Kl., Abt. I, **161**.

Umrath, K., 1948: Dornenbildung, Blattform und Blütenbildung in Abhängigkeit von Wuchsstoff und korrelativer Hemmung. Planta **36**.

Url, W., 1951: Permeabilitätsverteilung in den Zellen des Stengels von *Taraxacum officinale* und anderer krautiger Pflanzen. Protoplasma **40**.

— 1952: Permeabilitätsstudien mit Fettsäureamiden. Protoplasma **41**.

Ursprung, A., und G. Blum, 1925: Eine Methode zur Messung polarer Saugkraftdifferenzen. Jb. wiss. Bot. **65**.

Weber, Fr., 1925 a: Plasmolyseform und Kernform funktionierender Schließzellen. Jb. wiss. Bot. **64**.

— 1925 b: Der Zellkern der Schließzellen. Planta **1**.

— 1926 a: Die Schließzellen. Arch. exper. Zellforsch. **3**.

— 1926 b: Hitze-Resistenz funktionierender Stomata-Nebenzellen. Planta **2**.

— 1927: Cytoplasma- und Kernzustandsänderungen bei Schließzellen. Protoplasma **2**.

— 1929: Plasmolyse-Ort. Protoplasma **7**.

— 1930 a: Vakuolenkontraktion, Tropfenbildung und Aggregation in Stomata-Zellen. Protoplasma **9**.

— 1930 b: Permeabilität der Stomata-Zellen. Protoplasma **10**.

— 1931: Harnstoff-Permeabilität ungleich alter Stomata-Zellen. Protoplasma **14**.

— 1932 a: Resistenz der Schließzellen gegen Gallensalz-Neutralsalze. Biol. gen. **8**.

— 1932 b: Protoplasmatische Ungleichheit morphologisch gleicher Zellen. Protoplasma **15**.

— 1933: Zur Permeabilität der Schließzellen. Protoplasma **19**.

— 1940 a: Vitamin-C-Gehalt gefütterter *Drosera*-Blätter. Ber. dtsch. bot. Ges. **58**.

— 1940 b: Kurzzellen-Schließzellen von *Iris japonica.* Protoplasma **35**.

— 1942: Vitamin C im Nektar von *Fritillaria imperialis.* Protoplasma **36**.

— 1943: Spaltöffnungsapparat-Anomalien colchicinierter *Tradescantia*-Blätter. Protoplasma **37**.

— 1951 a: Viruskörper fehlen den Stomatazellen. Protoplasma **40**.

— 1951 b: Scharinger-Körper fehlen den Schließzellen von *Delphinium.* Phyton **3**.

— 1954 a: „Sterinoplasten" fehlen den Schließzellen. Protoplasma **44**.

— 1954 b: „Elaioplasten" fehlen den Schließzellen von *Hosta plantaginea.* Protoplasma **44**.

— 1954 c: Eiweißkristalle in *Lilium Henryi.* Phyton **5**.

— 1954 d: „Kalziumoxalat-Kristalle" fehlen den Schließzellen. Protoplasma **44**.

— und G. Kenda, 1950: Notizen über *Nymphaeaceen*-Stomata. Protoplasma **40**.

— — 1951: Stomata am *Tropaeolum*-Schlauchblatt. Phyton **4**.

— — 1952: Stomata-Anomalie von *Opuntia*-Virusträgern. Öst. Bot. Z. **100**.

— — und I. Thaler, 1952: Viruskörper in Kakteen-Zellen. Protoplasma **41**.

Weiss, 1884: Über ein eigentümliches Vorkommen von Kalkoxalatmassen in der Oberhaut einiger Acanthaceen. S.ber. K. Akad. Wiss., I. Abt., **90**.

William, A., 1945: Translocation des Glucides et Origine du Saccharose dans la Betterave. Publ. Inst. Belge pour l'amélior. betterave 13.

Williams, M., 1952 a: Studies in Stomatal Behaviour II. The Role of Starch in the Light Response of Stomata. J. exper. Bot. 3.

— 1952 b: Studies in Stomatal Behaviour II. The Role of Starch in the Light Response of Stomata. Part 4. Variation and constant condition. J. exper. Bot. **3**.

Zech, H., 1952: Untersuchungen über den Infektionsvorgang und die Wanderung des Tabakmosaikvirus im Pflanzenkörper. Planta **40**.

Zehetner, H., 1934: Untersuchungen über die Alkoholpermeabilität des Protoplasmas. Jb. wiss. Bot. **80**.

Ziegenspeck, H., 1942: Beziehungen zwischen Lage und Teilungsfigur der Kerne und des Protoplasmas einerseits und Wandmicellierung andererseits. Dargestellt an Rippenmeristemen und Spaltöffnungsapparaten. Protoplasma **36**.

III. Protoplasmatische Anatomie der Organe

Wie schon oben (S. 6) betont wurde, hat die protoplasmatische Pflanzenanatomie frühzeitig die Notwendigkeit erkannt, über den Bereich einerseits der submikroskopischen, andererseits der mikroskopischen Größenordnung hinauszugreifen und auch die makroskopische Größenordnung in den Kreis ihrer Betrachtungen zu ziehen. Vor allem der Begriff des von Child (1928, 1941), Huxley (1924), Huxley und de Beer (1934) mit so großem Erfolg in die Zoologie eingeführten Gefälles oder des physiologischen Gradienten war es, der die protoplasmatische Pflanzenanatomie veranlaßte, nicht bei der Beschreibung der einzelnen Zellen und Gewebe haltzumachen, sondern auch der topographischen Lagerung und Anordnung der Gewebe und den Symmetrieverhältnissen des betreffenden Organs Beachtung zu schenken. Muß doch als eines der Hauptprobleme der protoplasmatischen Pflanzenanatomie die Frage angesehen werden, welche Beziehung die bei den verschiedenen Organen aufgedeckten physiologischen Gradienten zu der äußeren Form der Organe erkennen lassen (Prat 1948, 1951). Der für die Gedankengänge der gesamten protoplasmatischen Pflanzenanatomie so kennzeichnende innige Kontakt zwischen Gestalt und Funktion wird hier im Bereich der Anatomie der Organe besonders deutlich.

Findet die morphologische Betrachtungsweise eine so ausschließliche Bevorzugung wie in der alten deskriptiven Morphologie (de Candolle 1827, Schleiden 1842, Hofmeister 1868, Eichler 1875, 1878 u. a., vgl. auch Troll 1928), so sieht die protoplasmatische Pflanzenanatomie ihre Aufgabe darin, jene Gradienten in allen ihren charakteristischen Eigentümlichkeiten aufzudecken, die die „Grundtypen" im Sinne der deskriptiven Morphologie kennzeichnen.

Werden die Ideen der experimentellen Morphologie, wie sie von Goebel (1932) umgrenzt und definiert wurden, richtunggebend für die protoplasmatische Pflanzenanatomie, dann ergeben sich überdies Beziehungen dieser Gradienten zu der den einzelnen Organen zukommenden Funktion.

Da in den meisten Arbeiten, die die protoplasmatische Anatomie von Organen betreffen, die aufgedeckten physiologischen Gradienten im Sinne einer kontinuierlichen Aufeinanderfolge von Zellen von verschieden weit fortgeschrittener Entwicklungshöhe gedeutet wurden (Weber 1929, Gratzy-Wardengg 1928, Moder 1932, Meindl 1934, Esteřák 1935, Mender 1938, Reuter 1941 u. a. m.), muß zur tieferen Begründung dieser Gradienten auch eine Verbindung zur Entwicklungsmechanik hergestellt werden.

Der klaren Übersicht halber soll im folgenden die übliche Gliederung der Organe in Thallom, Phyllom, Kaulom und Rhizikom beibehalten werden, ungeachtet des Zwanges, der jeder solchen Gliederung anhaftet, wie immer wieder von den verschiedensten Seiten hervorgehoben wurde.

1. Thallom

Zur Untersuchung der Frage nach physiologischen Unterschieden morphologisch gleichartiger Zellen hat sich der so einfach gestaltete Vegetationskörper vieler Thallophyten schon frühzeitig als besonders beliebtes Objekt erwiesen.

a) Algenthallus

Vom so vielfältig gestalteten Thallus der Algen liegen mannigfaltige zellphysiologische Untersuchungen vor, von denen an dieser Stelle einige besonders markante Typen herausgegriffen werden sollen.

α) **Fadenförmiger Thallus.** Von den zahlreichen Beobachtungen an Algen mit fadenförmigem Thallus seien einerseits die an *Spirogyra*, andererseits die an *Oedogonium* erwähnt. Was den Thallus von *Spirogyra* anlangt, der durch interkalare Zellteilungen gekennzeichnet ist, seien in diesem Zusammenhang die Beobachtungen Webers (1930) angeführt. Weber (1930) konnte bei Plasmolyseversuchen mit Harnstoff zeigen, daß die alten ausgewachsenen Zellen in diesem Plasmolytikum überhaupt nicht plasmolysieren, da der Harnstoff augenblicklich permeiert und in den Zellen eine starke Desorganisation hervorruft. Die kürzeren, also jüngeren Zellen, die soeben eine Teilung hinter sich haben, und die Zellen, die sich gerade in Teilung befinden, plasmolysieren in Harnstofflösung sehr gut und besitzen daher für Harnstoff eine wesentlich geringere Permeabilität als die alten Zellen. Was die durch besondere Wachstumsverhältnisse ausgezeichneten Fäden von *Oedogonium* betrifft, so konnte Cholnoky (1931) die physiologische Polarität dieser Fäden durch das Auftreten von negativen und positiven Plasmolyseorten besonders augenscheinlich nachweisen. Bei Plasmolyse ist der Kappenpol der Zelle also jene Stelle, an der die Wachstumsvorgänge streng lokal verlaufen, immer der negative Plasmolyseort (Abb. 30).

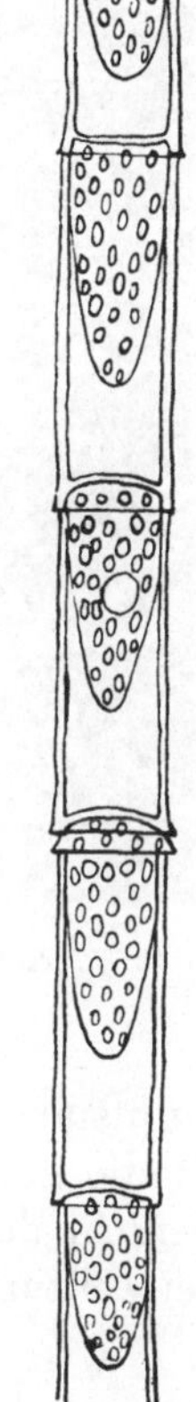

Abb. 30. Plasmolyseort und physiologische Polarität eines *Oedogonium*-Fadens. Plasmolyse mit 1 mol KNO_3. (Nach Cholnoky aus Strugger 1949.)

β) **Differenzierter Thallus.** Zur Frage nach der protoplasmatischen Anatomie des differenzierten Algenthallus sei auf die Ergebnisse der Versuche Biebls (1937) verwiesen. Im Anschluß an verschiedene zellphysiologische Untersuchungen an Rotalgen (Höfler 1930, 1931, 1934 a, 1936 b, R. Weber 1933, Zeller 1931) hat Biebl (1937) an einem hinreichend umfangreichen Material die Frage nach der protoplasmatischen Anatomie der Rotalgen in Angriff genommen. Biebl (1937) zog zu seinen Versuchen einerseits Rotalgen mit flächenförmigem Thallus, andererseits solche mit strauchig verzweigtem Thallus heran und prüfte die Resistenz der Zellen gegenüber verdünntem Seewasser, gegen Na_2S- und Mentholllösungen. Parallel mit diesen Resistenzversuchen wurden Zentrifugierungsversuche durchgeführt, um die Viskositätsverhältnisse der Zellen gleichfalls festzustellen. Die Ergebnisse der Versuche Biebls (1937) brachten kein vollkommen einheitliches Bild vom Verhalten der verschiedenen Rotalgentypen. Vor allem ließ sich, was die Resistenzeigenschaften anlangt, zeigen, daß in manchen Fällen die jüngeren Zellen empfindlicher sind als die älteren, während in anderen Fällen vollkommen gegensinnige Resultate erzielt wurden. Bei der überwiegenden Mehrzahl der untersuchten Algen konnte ein deutlicher Unterschied im physiologischen Verhalten der jungen Zellen der Sproßspitze im Vergleich mit den alten Zellen der Basis nachgewiesen werden, Unterschiede, die in der Form eines Gradienten zum Ausdruck kommen. Bei einigen Rotalgen mit flächenförmigem Thallus ließ sich eine besonders hohe Resistenz der Randzone beobachten, die Biebl (1937) im Sinne eines „physiologischen Schutzraumes" deutet. Diese Randzellen besitzen nach Biebl (1937) auch eine höhere Viskosität ihres Plasmas. Auffallend war bei Biebls (1937) Versuchen die bei einigen Formen — vor allem bei *Phycodris rubens* — beobachtete außerordentliche Hypotonieempfindlichkeit der Thallusrippen (Abb. 31). Biebl (1939) widmete eine weitere Untersuchung dem zellphysiologischen Verhalten von Rotalgen. Am Thallus von *Antithamnium plumula* unterschied Biebl (1939) einerseits die Hauptstammzellen, andererseits die Fiederzellen bzw. die Tragzellen, womit die ersten Fiederzellen gemeint sind. Im osmotischen Wert und vor allem in der Resistenz ließen sich deutliche Unterschiede zwischen diesen drei Zelltypen feststellen (Abb. 32).

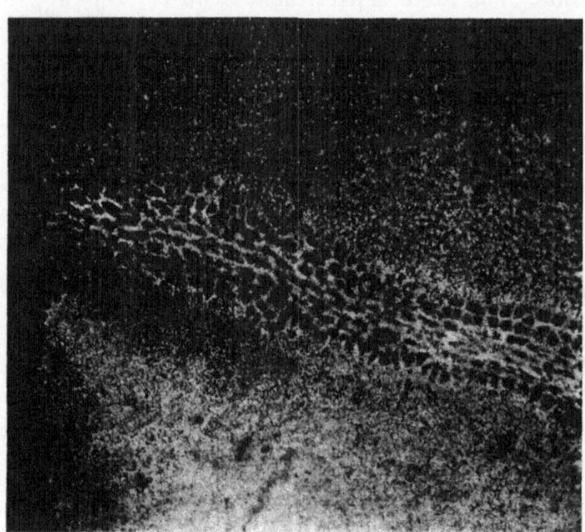

Abb. 31. *Phycodris rubens*. Tote Thallusrippen in 0,4 Seewasser nach 14 Stunden. Die Flächenzellen lebend. (Nach Biebl 1937.)

b) Pilzmyzelium

Johannes (1939, 1941) gelang es mit Hilfe von Vitalfärbungen, vor allem mit Neutralrot, stark wachsende und weniger wachsende oder ruhende Teile der Hyphen am Myzel von *Phycomyces Blakesleeanus* und *Basidiobolus ranarum* voneinander zu unterscheiden. In der polyenergiden Riesenzelle, die das Myzel von *Phycomyces* darstellt, läßt sich auf diese Weise ein Längsgradient der Färbbarkeit nachweisen, der von den ältesten Teilen der Zelle zu ihren jüngsten Teilen hin verläuft. Aus diesen Versuchen von Johannes (1939) geht somit hervor, daß das einzellige Myzel von *Phycomyces* sich genau so verhält wie ein sich entwickelndes vielzelliges Organ einer höheren Pflanze. Auch für das septierte Myzel von *Basidiobolus ranarum* konnte Johannes (1939) mit Hilfe derselben Methodik gleichfalls das Vorhandensein von Längsgradienten feststellen. Außerdem bestehen nach JOHANNES (1939) Unterschiede im Speicherungsvermögen von Vitalfarbstoffen zwischen (+)- und (—)-Stamm.

SCHWANTES (1952) widmete eine umfangreiche Untersuchung der Frage, wie sich der mittlere isoelektrische Punkt (IEP_M) der Zellbestandteile — Plasma, Kern und Membran — bei dem Prozeß der Entwicklung und der Ausdifferenzierung verhält. An tierischen Objekten ist bekannt, daß eine Verlagerung des IEP_M mit zunehmendem Alter nach der alkalischen

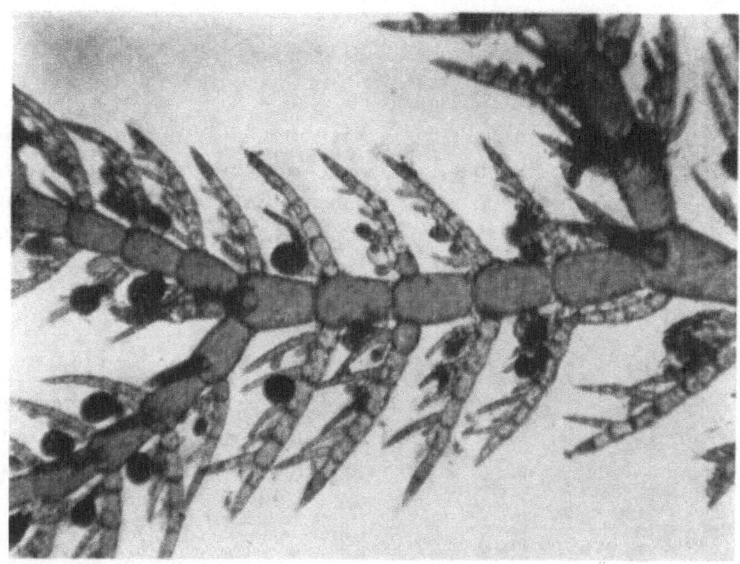

Abb. 32. *Antithamnium* nach 40stündiger Färbung in Methylenblau (1 : 12.000 in Seewasser). Hauptstammzellen, einzelne Tragzellen und Zellen an den Spitzen der Fiedern blau gefärbt und lebend, alles übrige entfärbt und tot. (Nach BIEBL 1939.)

Seite hin erfolgt, auf botanischem Gebiet liegen aber zu dieser Frage stark widersprechende Befunde vor (YAMAHA und ISHII 1933, DRAWERT 1937, 1938, STRUGGER 1932, 1938). Die Versuche von SCHWANTES (1952) wurden mit der von STRUGGER (1940) empfohlenen Methode an fixiertem Material einerseits von *Phycomyces Blakesleeanus*, andererseits von *Penicillium glaucum* durchgeführt. Es wurden diese beiden Objekte gewählt, um einerseits in *Phycomyces* ein Beispiel für ein polyenergides Myzel, andererseits in *Penicillium* ein septiertes Myzel zur Verfügung zu haben. Für *Phycomyces* ließ sich zeigen, daß mit zunehmendem Alter eine Verschiebung des isoelektrischen Verhaltens der Plasmaeiweiße eintritt, und zwar sinken die IEP_M der Zellbestandteile in den sauren Bereich ab. Die Alterungsgradienten decken sich weitgehend mit den von JOHANNES (1939) gefundenen Gradienten. Die Veränderungen in der Lage der IEP_M verlaufen kontinuierlich durch das ganze Myzel von den Wachstumszonen an den Spitzen nach der gealterten Sporenpartie sowohl für das Plasma als auch den Kern und die Membran (Tab. 5).

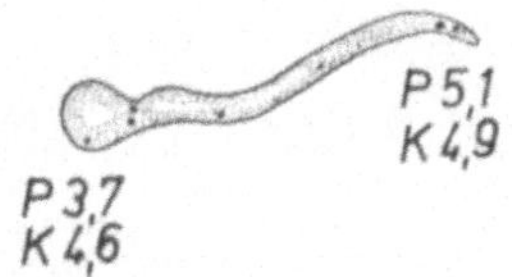

Abb. 33. Polardifferente Lage der IEP_M einzelner Zellbestandteile am 16 Stunden alten Keimmyzel von *Penicillium glaucum* (P = Cytoplasma, K = Kern). (Nach SCHWANTES 1952.)

Was die Versuche mit *Penicillium* betrifft, so konnte Schwantes überdies interessanterweise zeigen, daß sich schon von den ersten Entwicklungsstadien an in der Einzelzelle eine Polarität nachweisen läßt (Abb. 33, 34),

Tab. 5. *Differenzen in der Lage der IEP , einzelner Zellbestandteile zwischen alten und jungen Myzelteilen bei Phycomyces Blakesleeanus.*

	Cytoplasma	Kern	Membran
Wachstumszone	3,9	4,8	3,5
Gealterte Keimspore	2,6	3,8	2,9

d. h., daß jede der ersten Zellen einer Hyphenendigung polar differenziert ist. Noch wichtiger erscheinen die Beobachtungen über das Auftreten von Verzweigungen, die stets von einer plötzlichen Änderung der Ladung des Protoplasmas an der Verzweigungsstelle eingeleitet wird.

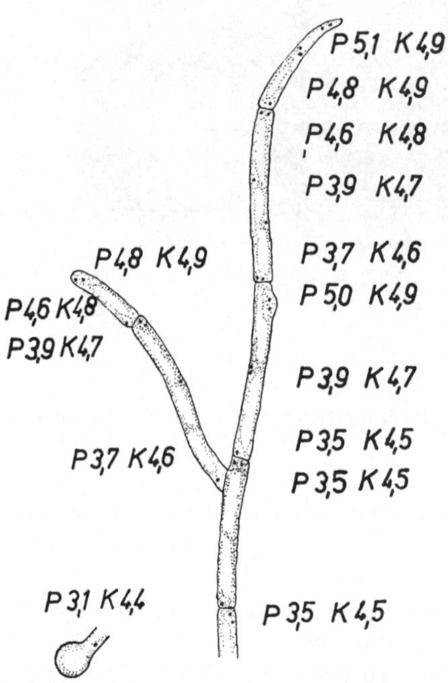

Abb. 34. Topographische Verteilung der IEP_M einzelner Zellbestandteile am Myzel von *Penicillium glaucum*, Myzelast mit einer stark und einer schwächer wachsenden Endigung und einem frisch angelegten Vegetationspunkt, dazu die Keimspore (Alter der Kultur 30 Stunden. P = Cytoplasma, K = Kern).
(Nach Schwantes 1952.)

c) Prothallium

Die Prothallien der Pteridophyten weisen einen durchaus thallösen Charakter auf und sollen daher an dieser Stelle behandelt werden. Von jeher waren sie ein beliebtes Objekt für Untersuchungen zur Frage der Formbildung und Regeneration (Klebs 1893, 1917, Nagai 1914, Linsbauer 1926, Lawton 1932, 1936, Orth 1934, 1937, Sossountzow 1950 a, b, Albaum 1938 a, b, Bussmann 1939, Kaufhold 1941, Hurel-Py 1946, 1947). Gratzy-Wardengg (1928) hat sie jedoch als erste zu protoplasma-anatomischen Untersuchungen herangezogen, wobei sie vor allem der Verteilung des osmotischen Wertes innerhalb der Prothallien ihre Aufmerksamkeit zuwandte. Durch Plasmolyseversuche konnte Gratzy-Wardengg (1928) zeigen, daß der Plasmolysegrad in den von ihr unterschiedenen Zonen des Prothalliums verschieden ist (Abb. 35) und weiters den Nachweis erbringen, daß der osmotische Wert und die Saugkraft der Zellen in einem Prothallium trotz der fast fehlenden histologischen Differenzierung eine gesetzmäßige Verteilung zeigt, die sich in einem osmotischen Gradienten vom Scheitelmeristem gegen die Basis hin äußert. Durch interessante Versuche über den Einfluß äußerer Faktoren bzw. Verletzungen konnte Gratzy-Wardengg

(1928) weiter feststellen, daß in jedem Segment der osmotische Wert erhalten bleibt, den es bei der Abspaltung von der Scheitelzelle übernommen hat. Unter Segmenten werden bei den Versuchen GRATZY-WARDENGGS (1928) ebenso wie bei den Versuchen von DÖPP (1927) die bogigen Zonen verstanden, die den Derivaten je einer Zelle bzw. den von der Scheitelzelle abwechselnd nach rechts und links abgetrennten Zellen entsprechen. Falls dieser osmotische Wert durch Änderungen der Außenbedingungen zum Schwanken gebracht wird, kehrt er nach GRATZY-WARDENGG (1928) beim Eintritt normaler Verhältnisse wieder auf die ursprüngliche Höhe zurück. Da den jüngeren Segmenten stets höhere Werte von der Scheitelzelle mitgegeben werden, entsteht das Gefälle zwischen Basis und Meristem. Das Meristem besitzt den höchsten osmotischen Wert und die höchste Saugkraft. Aus Plasmolyseversuchen von GRATZY-WARDENGG (1928) an verletzten Prothallien geht hervor, daß durch traumatische Eingriffe nicht die ganze Zone eine osmotische Wertverschiebung erleidet, sondern nur die Zellen in der nächsten Umgebung der Wunde ihren osmotischen Wert vermindern, während das Gesamtgefälle unverändert erhalten bleibt. Eine gleiche Wirkung wie traumatische Reize hat nach GRATZY-WARDENGG (1928) auch eine Herabsetzung der Lichtintensität auf die Zellen des Prothalliums.

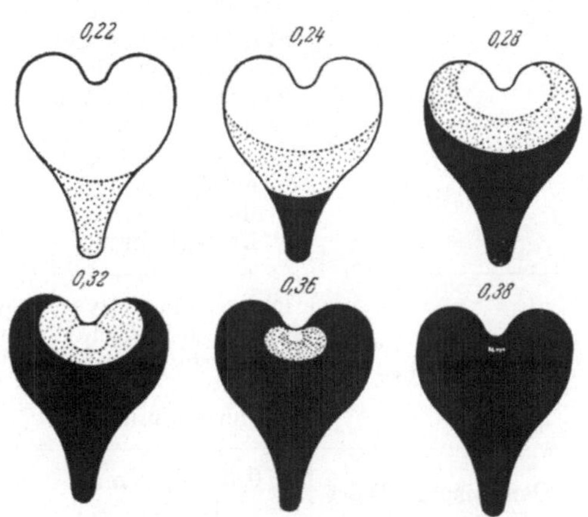

Abb. 35. Halbschematische Darstellung des Plasmolysegrades innerhalb eines Farnprothalliums. Weiß = nicht plasmolysiert, punktiert = Grenzplasmolyse, schwarz = = höherer Plasmolysegrad. Die darüber stehenden Zahlen bedeuten die Konzentration des Lösungsmittels in Mol. (Nach GRATZY-WARDENGG 1928.)

REUTER (1952) hat die protoplasma-anatomischen Untersuchungen an Farnprothallien auf weitere zellphysiologische Eigenschaften, wie die Permeabilität für Harnstoff und Glyzerin, die Resistenz und das Verhalten Farbstoffen gegenüber, wie Neutralrot, Toluidinblau, Säurefuchsin und Methylgrünessigsäure, ausgedehnt. Für alle diese angeführten Eigenschaften ließen sich gradweise Abstufungen bei den einzelnen Zonen des Prothalliums feststellen, Gradienten, die REUTER (1952) als Folge der verschieden weit fortgeschrittenen Entwicklungshöhe der einzelnen Zellen deutet. In der Tab. 6 sind für drei besonders charakteristische Entwicklungsstadien die erhaltenen Ergebnisse wiedergegeben. Für Farnprothallien, die unter geänderten Belichtungsverhältnissen gezogen wurden und die auf diese Änderung mit einer von der Norm abweichenden Form von einfachen oder verzweigten Fäden reagieren, konnte REUTER (1952) zeigen, daß morphologisch gleichwertige Zellfäden auch zellphysiologisch gleichwertige Gradienten aufweisen, während morphologisch verschiedenwertige Zellfäden auch Unterschiede in ihren zellphysiologischen Gradienten besitzen. REUTER (1952) vertritt die Ansicht, daß es sich bei der Formbildung der Prothallien

Tabelle 6.

	Zelle teilungsfähig	Zelle plastisch in Differenzierung begriffen	Zelle ausdifferenziert
Polarität	Polarität deutlich ausgeprägt, Differenzierung in embryonales Plasma an der Spitze und somatisches an der Basis der Zelle. Starkes Haften des Plasmas am distalen Ende der Zelle	Polarität indifferent, Kontakt zwischen Plasma und Membran an beiden Schmalseiten der Zelle annähernd gleich	Polarität ausgeprägt, starkes Haften des Plasmas am basalen Ende der Zelle
Plastiden	ungleichmäßig verteilt, geringe phototaktische Beweglichkeit	gleichmäßig verteilt, hohe phototaktische Beweglichkeit	ungleichmäßig verteilt, geringe phototaktische Beweglichkeit
Verhalten bei Plasmolyse	lange Plasmolysezeit, d. h. hohe Viskosität, geringe Wasserpermeabilität	mittlere Plasmolysezeit, d. h. mittlere Viskosität, mittlere Wasserpermeabilität	kurze Plasmolysezeit, d. h. geringe Viskosität, hohe Wasserpermeabilität
Osmotischer Wert	0,45—0,50 mol Glukose	0,35—0,40 mol Glukose	0,25—0,30 mol Glukose
Permeabilität Harnstoff : Glyzerin	Glyzerin > Harnstoff	Glyzerin $\neq$ Harnstoff	Glyzerin < Harnstoff
Vitalfärbung mit Neutralrot	0	0	Zellsaftfärbung bei pH 6—7
Färbung mit Methylgrünessigsäure	Kern und Plastiden gefärbt	0	0
Färbung mit Säurefuchsin	bei pH 2—4 Kern und Plastiden gefärbt	0	bei pH 3—4 Kern und Plastiden gefärbt
Resistenz	niedrig	mittel	hoch

um ein Ineinandergreifen einer cytologischen und einer histologischen oder besser organbildenden Entwicklungstendenz handelt. Als Ausdruck der cytologischen Entwicklungstendenz ist die Ausbildung von zellulären Gradienten und als Ausdruck der histologischen Entwicklungstendenz die Ausbildung der Gradienten innerhalb des gesamten Prothalliums anzusehen.

2. Phyllom

In diesem Abschnitt sollen die Ergebnisse der protoplasma-anatomischen Untersuchungen sowohl an den Blattorganen der Moose wie auch der Farne und Blütenpflanzen behandelt werden.

a) Moose

Die Aufdeckung wichtiger protoplasma-anatomischer Besonderheiten des Moosblättchens verdanken wir vor allem KRESSIN (1935), SCHEIBMAIR (1937), MENDER (1938) und BIEBL (1954). Von den einzelnen Autoren wurden die verschiedensten Vertreter der Moose zu ihren Versuchen herangezogen. KRESSIN (1935) wählte als Objekte für seine Versuche außer dem Protonema von *Funaria hygrometrica* als Vertreter unter den Lebermoosen *Lophocolea bidentata* und unter den Laubmoosen *Fontinalis antipyretica, Mnium splendens* und *Dicranum undulatum*. Die Arbeit enthält zahlreiche zellphysiologisch sehr interessante Ergebnisse und vor allem auch wichtige vergleichende

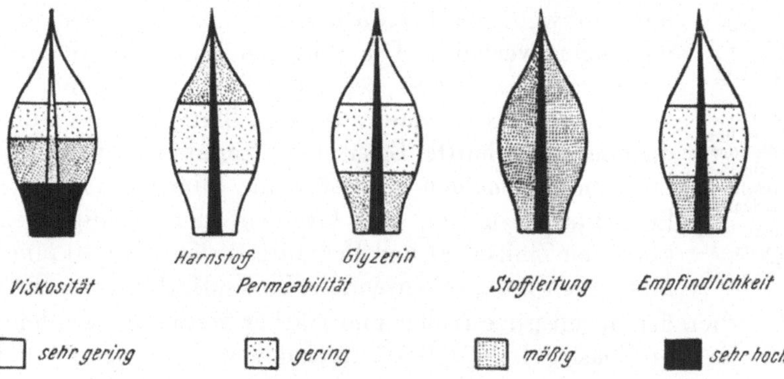

Abb. 36. Die Plasmaeigenschaften der Zellen des *Bryum*-Blättchens. (Nach MENDER 1938.)

Untersuchungen von jungen und alten Zellen, die an STRUGGERS (1934) analoge Versuche über die Physiologie des Wachstums anknüpfen. Während KRESSIN (1935) bei seinen Versuchen über den osmotischen Wert, die Harnstoffpermeabilität und das Plasmolyseverhalten nicht auf Unterschiede zwischen der Mittelrippe und den Laminazellen eingeht, liegt nach MENDER (1938) der hervorstechendste Zug in der protoplasmatischen Anatomie des Blattes von *Bryum capillare* gerade in der Sonderstellung der Mittelrippenzellen, eine Besonderheit, die auch BIEBL (1947, 1954) an den von ihm untersuchten Objekten (*Mnium punctatum, Mnium rostratum* und *Mnium undulatum*) bestätigen konnte.

α) **Resistenz.** Die Zellen des Mittelnervs erwiesen sich bei den Versuchen MENDERS (1938) gegenüber den verschiedensten Agenzien weniger resistent als die Zellen der Blattfläche (Abb. 36). MENDER (1938) konnte weiter zeigen, daß innerhalb der Rippe die Zellen der Unterseite empfindlicher sind als die der Oberseite und die der Basis wieder empfindlicher als die der Spitze. Häufig tritt nach MENDER (1938) in der Lamina ein Empfindlichkeitsgefälle auf, das dann wie in der Mittelrippe von der Basis zur Spitze verläuft. SCHEIBMAIR (1937) wies bei *Plagiochila* Hitzeresistenzgradienten nach, da die Zellen der Basis des Blattes stets zuerst geschädigt wurden; am resistentesten zeigten sich die Zellen an der Spitze und am Rand (Abb. 37). Im Zusammenhang mit den Resistenzversuchen scheint die

Beobachtung Menders (1938) von Interesse, daß bei künstlich ausgelöster Nekrose die Zellen der Lamina von der Basis gegen die Spitze und von der Mittelrippe gegen den Blattrand zu absterben, während die Absterbefolge bei der normalen Nekrose gerade umgekehrt verläuft. Daß der Resistenzbegriff bei den Zellen der Moosblätter nicht so einfach zu verallgemeinern ist, zeigen auch die Versuche Biebls (1954) über die Licht- und UV-Resistenz einiger Schattenmoose. Biebl (1954) konnte für *Mnium serratum* und *Aplozia riparia* dem Alter entsprechende Resistenzgradienten feststellen. Bei beiden Arten waren die älteren Blättchen empfindlicher als die jüngeren. Auffallend waren jedoch einzelne Beobachtungen, denen zufolge bei diesen beiden Arten nach Bestrahlung mit kurzwelligem UV-Licht die Resistenzgradienten gerade umgekehrt verliefen. Die jüngeren Blättchen schienen schon durch kleinere Dosen geschädigt als die älteren, und bei *Aplozia riparia* waren die basalen Blatteile empfindlicher als die obere Blatthälfte. Biebl (1947) konnte zeigen, daß Bor und Zink im allgemeinen gegensätzliche Wirkung auf das pflanzliche Plasma haben. Der Gradient der schädigenden Wirkung von Zinksulfat und Borsäure verläuft bei *Mnium rostratum* gegensinnig. Während in Zinksulfatlösungen die jüngeren Blättchen der Sproßspitze früher und stärker geschädigt werden als die älteren der Sproßbasis, sind in Borsäurelösungen die jüngeren Blättchen

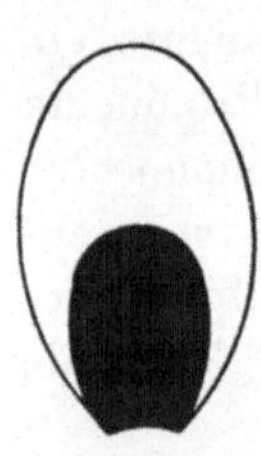

Abb. 37. Schematische Darstellung des Hitzeresistenzgradienten des *Plagiochila*-Blattes. Der schwarze Teil bezeichnet die Zone jener Zellen, die zuerst geschädigt werden. (Nach Scheibmair 1937.)

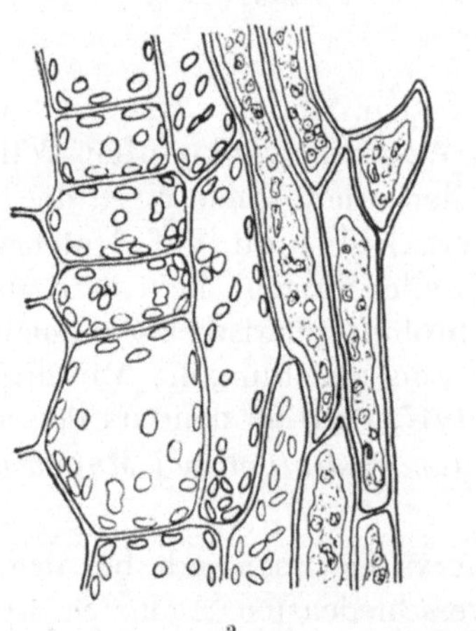

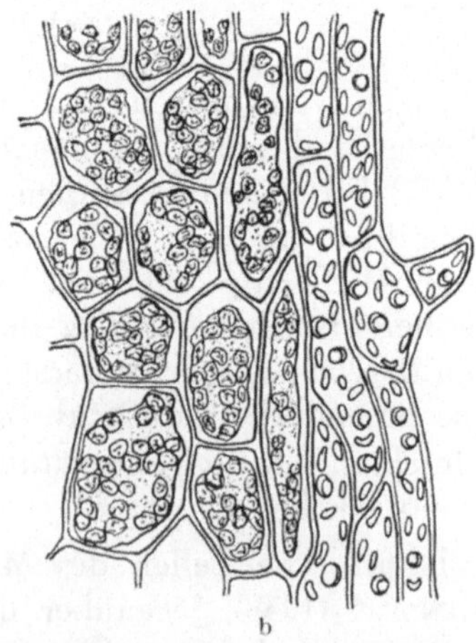

Abb. 38. Blattrand von *Mnium rostratum.* a) 3 Tage in 3% $ZnSO_4$; b) 3 Tage in 3% H_3BO_3. (Nach Biebl 1947.)

noch lebend, wenn die Blättchen nahe der Basis schon tote Flecke aufweisen. Die Blattrandzellen sind gegen Zinklösungen sehr empfindlich, gegenüber Borlösungen hingegen sehr resistent. Gleiches Verhalten weisen häufig auch die Mittelrippenzellen auf. Wenn in $ZnSO_4$ die Blattflächenzellen noch zum größten Teil leben, sind die Mittelrippenzellen ebenso wie die Blattrandzellen bereits abgestorben. Umgekehrt sind sie in H_3BO_3-Lösungen in Blättchen, deren Blattflächen schon zum großen Teil tot sind, gleich den Blattrandzellen noch lebend (Abb. 38).

β) **Permeabilität.** Die Permeabilität für Harnstoff und Glyzerin war nach MENDER (1938) bei den Blättern von *Bryum capillare* in den Rippenzellen wesentlich höher als in den Laminazellen. In der Lamina nimmt die Harnstoffpermeabilität von der Spitze gegen die Basis zu ab; der Gradient der Glyzerinpermeabilität verläuft in entgegengesetzter Richtung.

γ) **Osmotischer Wert.** MENDER (1938) fand, daß der osmotische Wert in allen Zellen des *Bryum*-Blattes gleich ist; unter verschieden alten Blättern

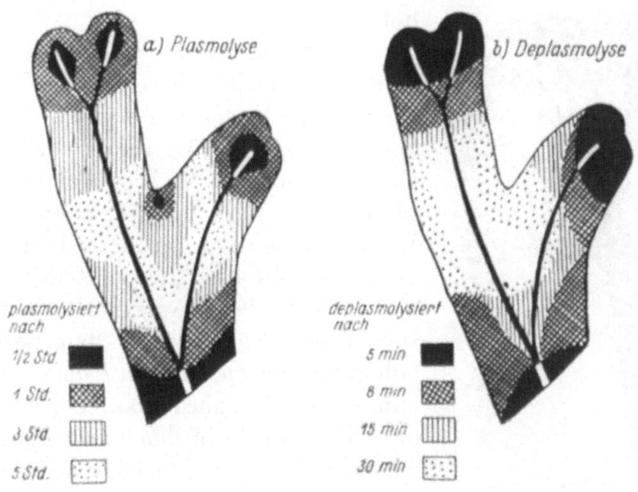

Abb. 39. *Hymenophyllum demissum.* a) Verlauf der Plasmolyse in 1,0 GM KNO_3; b) Deplasmolyseverlauf. (Nach HÄRTEL 1939.)

weisen jedoch die jüngeren den höheren osmotischen Wert auf. Bei *Plagiochila* fand SCHEIBMAIR (1937) jedoch verschiedene osmotische Werte für die Basis- und die Spitzenzellen. Durch zahlreiche Grenzplasmolyseversuche in Rohrzucker fand SCHEIBMAIR (1937) für die Spitzenzellen den osmotischen Wert von 0,28 mol und für die Basiszellen einen von 0,3 mol Rohrzucker.

δ) **Viskosität.** Was die Viskosität anlangt, so konnte MENDER (1938) im Blatt von *Bryum capillare* einen Viskositätsgradienten feststellen, der von der Spitze gegen die Basis zu ansteigende Viskosität anzeigt. Bei den Untersuchungen über die Plasmolysezeit und die Plasmolyseform der Zellen im Blatt von *Plagiochila* fand SCHEIBMAIR (1937) nicht so einfache Viskositätsverhältnisse. SCHEIBMAIR stellte fest, daß die Blattrandzellen, besonders die Blattzähne der Spitzenhälfte die kürzeste Plasmolysezeit besitzen, dann folgen die Blattrandzellen der Basishälfte. Die Zellen am Grund haben eine kürzere Plasmolysezeit als die Spitzenzellen. Während die Zellen an der Basis bereits konvexe Plasmolyse zeigen, beginnt sich in den Spitzenzellen erst der Protoplast abzuheben. Für sie gilt als typische Form der Plasmolyse die Konkavplasmolyse, ihre Plasmolysezeit ist unendlich.

ε) **Leitungsvermögen.** Durch Fluoreszenzversuche konnte Mender (1938) zeigen, daß die Zellen der Mittelrippe ein wesentlich besseres Leitvermögen für Aesculin besitzen als die Laminazellen.

b) Farne

Härtel (1939, 1940) hat im Zusammenhang mit seinen Studien über den Wasserhaushalt der *Hymenophyllaceen* einen wertvollen Beitrag zur protoplasmatischen Anatomie der Blattorgane von Farnen geliefert.

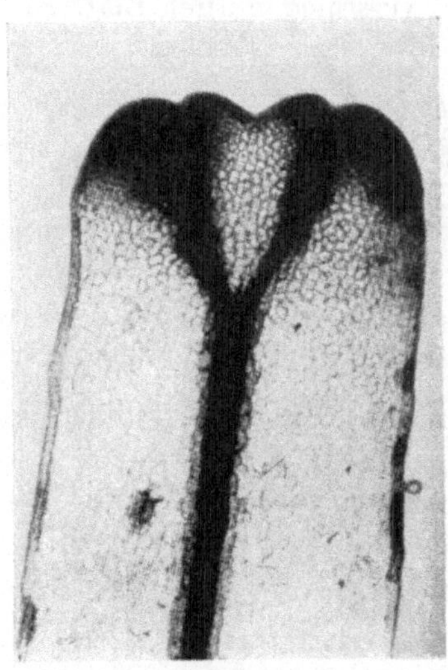

Abb. 40. *Hymenophyllum demissum.* 12 Stunden Neutralrot 1:1000 vital gefärbt. (Nach Härtel 1939.)

α) **Permeabilität.** Was die Durchlässigkeitseigenschaften — sei es für Wasser oder für verschiedene Plasmolytika — betrifft, so konnte Härtel (1939) zeigen, daß die Rand- und Spitzenzellen der Wedel einiger *Hymenophyllaceen*, also die jüngsten Zellen des Wedels, eine weit größere Durchlässigkeit aufweisen als die älteren Zellen der Blattfläche (Abb. 39). Härtels (1939) Ergebnisse stehen im Gegensatz zu den Befunden an höheren Pflanzen; bei den *Hymenophyllaceen* handelt es sich nach Härtel (1939) weniger um Unterschiede in den Permeabilitätseigenschaften des lebenden Plasmas als vielmehr um Eigenschaften der Membran, da die Undurchlässigkeit der Membran mit fortschreitendem Alter zunimmt. Auch die Vitalfärbungsversuche Härtels (1939), die vor allem mit Neutralrot, aber auch Methylenblau und anderen Farbstoffen durchgeführt wurden, sprechen dafür daß die Gefäßbündelendigungen die Stellen des leichteren Wasserdurchtrittes sind. Die Färbung tritt zunächst in den Spitzen und stellenweise in den Randzellen auf und greift dann auf die Mittelrippe über (Abb. 40). Das

Tab. 7. *IEP des Cytoplasmas im Blatt von Hym. demissum.*

	Gefäßende	Rand	Spitzenpartie	Fläche
a) vital, IEP bei pH	3,5	4—4,5	5,0—5,5	4,0—5,0
b) nach Alkoholfixierung	3,20—3,50	4,0—4,5	3,5	4,5—5,5
c) nach Chromessigsäurefixierung	3,2—3,5	5,5—6,5	4,0—6,5	5,5—6,5

Bild des Färbungsverlaufes zeigt weitgehend Ähnlichkeit mit dem des Plasmolyseverlaufes.

β) **Viskosität.** Parallel mit Plasmolyseversuchen führte Härtel (1939) auch Zentrifugierungsversuche durch. Bei Beginn der Zentrifugierung ließ sich zunächst eine Verlagerung der Chloroplasten in den Zellen der Mittelrippe und der Randzone beobachten. Bei einer allmählichen Steigerung der Tourenzahl wurden von der Mittelrippe ausgehend immer breitere Partien erfaßt. Bei den Spitzenzellen sind dazu etwas höhere Zentrifugalkräfte nötig. Interessanterweise konnte HÄRTEL (1939) weiters feststellen, daß in den Laminazellen die Chloroplasten an die Außenwand verlagert sind, während sie in den Rand- und Spitzenzellen in zentripetaler Richtung verschoben werden. Gegen die Spitze schiebt sich zwischen Rand- und Flächenzellen eine Indifferenzzone ein, die gegen die Spitze hin immer breiter wird und die Gefäßbündelendigung umfaßt (Abb. 41). Während für die Unterschiede in den Durchlässigkeitseigenschaften nach HÄRTEL (1939) nicht so sehr die Eigenschaften des lebenden Plasmas als vielmehr die der Membranen maßgebend sind, lassen sich die Ergebnisse der Zentrifugierungsversuche ausschließlich durch Unterschiede im lebenden Inhalt der Zellen erklären.

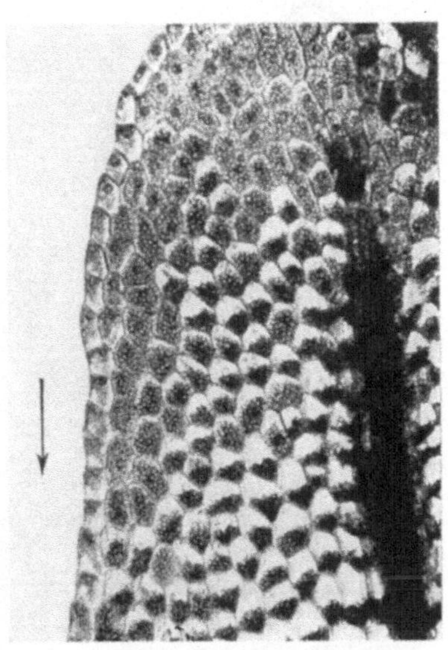

Abb. 41. *Hymenophyllum demissum*, 10 Minuten 5000 Umdr. zentrifugiert. (Der Pfeil deutet die Richtung der Zentrifugalkraft an.) (Nach HÄRTEL 1939.)

γ) **IEP des Cytoplasmas.** Durch Vitalfärbungsversuche konnte HÄRTEL (1939) weiters zeigen, daß am Vegetationspunkt, der Blattspitze und den Gefäßbündelenden, der IEP bei der niedersten pH-Stufe liegt, vom Rand rückt er dann über die weiteren Spitzenpartien und gegen die Fläche hin in immer höhere pH-Stufen vor; Ergebnisse, die nach DRAWERT (1937) im Zusammenhang mit dem verschiedenen Alter der Zellen stehen. Dieser Gradient bleibt auch nach Fixierung im wesentlichen bestehen; infolge der bedeutend leichteren Anfärbbarkeit fixierter Blätter ist er dann sogar noch genauer nachweisbar (Tab. 7).

c) Blütenpflanzen

Was die protoplasmatische Anatomie des Blattes von Blütenpflanzen betrifft, so bezieht sich die Mehrzahl der zu dieser Frage vorliegenden Angaben auf jene Objekte, die sich für zellphysiologische Untersuchungen schon frühzeitig als besonders beliebt erwiesen haben, wie das Blatt von *Helodea canadensis* (SEIFRIZ 1923, KÜSTER 1923, WEBER 1925, 1932, MOLISCH 1926, GICKLHORN 1927, MISSBACH 1928, BĚLEHRÁDEK und MELICHAR 1930, MODER 1932, MEINDL 1934, GAHLEN 1934, RUBINSTEIN und USPENSKAJA 1934, ESTEŘÁK 1935, LILIENSTERN 1935, DIEHL 1936, STRUGGER 1936, DRAWERT 1938, SCHÖNLEBER 1937, RUGE 1940, MEITES 1943, 1945, PERNER 1950) und die Zwiebelschuppe von *Allium cepa* (BORRIS 1937, GERM 1938, HOUSKA 1939, 1940, BIEBL 1941, 1942). Die an diesen Objekten gewonnenen Resultate fanden in ihren wesentlichen Zügen jedoch eine Bestätigung an weiteren Objekten (Hurch 1933, Esteřák 1935, Gicklhorn 1936, Reuter 1941, Diannelidis 1951).

Die protoplasmatische Anatomie des Blattes von Helodea canadensis

Bevor auf die Ergebnisse, die die protoplasma-anatomischen Untersuchungen am Blatt von *Helodea canadensis* brachten, näher eingegangen

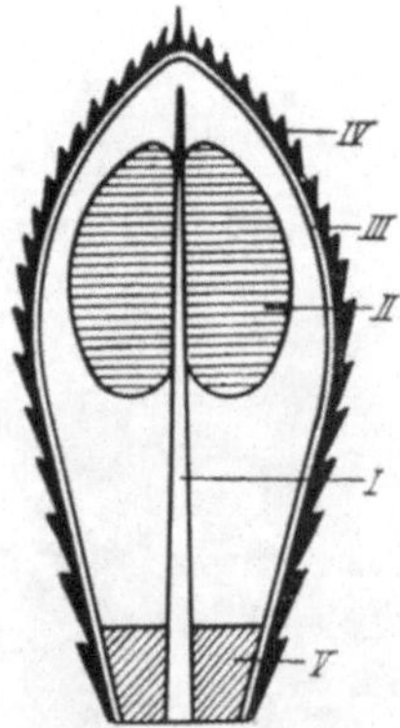

Abb. 42. Verteilungskarte der von der protoplasmatischen Pflanzenanatomie aufgedeckten Orte physiologischer Verschiedenheit bei morphologischer Gleichheit am Blatt von *Helodea canadensis*. I Mittelrippe, II Blattfeld, III Blattrand, IV Blattzähne, V Blattbasis.

(Nach Drawert 1938.)

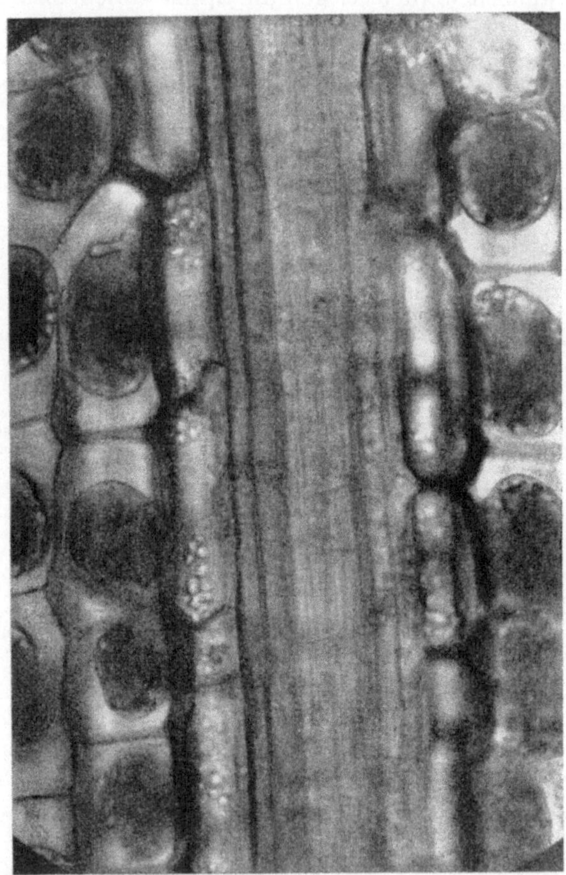

Abb. 43. *Helodea*-Blattmitte. Plasmolyse in 2 mol Harnstofflösung, Plasmolysedauer 15 Minuten, Mittelrippenzellen vollkommen deplasmolysiert und abgestorben, die Zellen des Blattfeldes (an beiden Seiten der Mittelrippe) plasmolysiert und lebend.

(Nach Moder 1932.)

wird, sei darauf hingewiesen, daß in den letzten Jahren die Frage, ob das *Helodea*-Blatt in der Tat ein so besonders geeignetes Objekt für zellphysiologische Untersuchungen darstellt, zum Gegenstand einer lebhaften Diskussion und Kritik geworden ist. Vor allem was die Erklärung der bei Behandlung mit Farbstoffen auftretenden Färbungsgradienten betrifft, gehen die Ansichten einzelner Autoren stark auseinander. So hat Ruge (1940) die Auffassung vertreten, daß die von Strugger (1937, 1949) und Lilienstern (1935) beobachteten Färbungsgradienten mit basischen Farbstoffen nicht protoplasmatisch bedingt sind, sondern auf den unterschiedlichen Diffusionswiderstand der Membranen zurückzuführen sind. Ruge (1940) kommt auf Grund seiner Versuche zu dem

Schluß, daß das *Helodea*-Blatt ein so ungünstiges zellphysiologisches Objekt darstellt, daß es weder möglich ist, den Nachweis für die Richtigkeit einer Theorie zu erbringen noch eine andere einwandfrei zu widerlegen. PERNER (1950) hat neuerdings die Frage der Deutung der entwicklungsphysiologisch bedingten Färbegradienten im Blatt von *Helodea* in Angriff genommen. Die Alternative, ob diese Färbungsgradienten durch besondere Eigenschaften der Kutikula oder ein spezielles Verhalten des lebenden Zellinhaltes zu erklären sind, entscheidet PERNER (1950) zugunsten der Auffassung der protoplasmatischen Natur dieser Gradienten.

In den meisten Untersuchungen, die die protoplasmatische Anatomie des *Helodea*-Blattes betreffen, wurde eine Gliederung des Blattes in der folgenden Weise vorgenommen (DRAWERT 1938, Abb. 42):

1. Unterscheidung zwischen Ober- und Unterseite.
2. Innerhalb der Lamina der Oberseite wurden unterschieden:

a) die Zellen des „Feldes",
b) die Zellen der Mittelrippe,
c) die Zellen der Blattbasis,
d) die Zellen des Blattrandes,
e) die Blattzähne,
f) die amphinekrotischen Zellen.

α) **Permeabilität.** Die Permeabilität für Harnstoff wurde von MODER (1932) untersucht, und dabei wurden auffallende Unterschiede zwischen den einzelnen Teilen des Blattes nachgewiesen. MODER (1932) konnte zeigen, daß die Harnstoffpermeabilität der Protoplaste der Blattunterseite größer ist als die der Protoplaste der Oberseite. Die „Feldzellen" besitzen eine geringe Harnstoffpermeabilität, die Zellen der Mittelrippe hingegen eine hohe Durchlässigkeit (Abb. 43). In die Zellen der Blattbasis permeiert der Harnstoff rasch. Auch GAHLEN (1934) konnte Permeabilitätsgradienten im Blatt von *Helodea* nachweisen. Interessant sind MODERS (1932) Beobachtungen, daß die amphinekrotischen Zellen stets ein von den übrigen Zellen abweichendes Verhalten aufweisen. Was die Permeabilitätseigenschaften der *Helodea*-Blattzellen betrifft, so sei auch auf die interessanten Versuche MEINDLS (1934) über den Einfluß des direkten Sonnenlichtes auf die Permeabilität der Blattzellen für Harnstoff verwiesen. Im allgemeinen wird die Permeabilität der Blattzellen für Harnstoff unter dem Einfluß des direkten Sonnenlichtes erhöht. Diese Permeabilitätserhöhung ist in den Zellen der Blattunterseite stärker als in denen der Oberseite. Am geringsten ist der Einfluß des Sonnenlichtes auf die Zellen der Mittelrippe und der Basis.

β) **Viskosität.** Was die Plasmolyseform betrifft, so konnte bereits SEIFRIZ (1923) den Nachweis einer ausgesprochenen Zonung innerhalb des Blattes von *Helodea* erbringen. MISSBACH (1928) lieferte eine wertvolle Ergänzung zu diesen Feststellungen von SEIFRIZ (1923) durch ihre Methode der Verschmelzung von Teilprotoplasten. MISSBACHS (1928) Versuche beschränkten sich allerdings fast ausschließlich auf die 25 bis 50 untersten Zellen der Mittelrippe des Blattes, von der Blattinsertionsstelle aus gerechnet. STRUGGER (1934) konnte zeigen, daß die Verteilung der physiologischen

Wachstumszonen im Blatt von *Helodea* zusammenfällt mit der Verteilung charakteristischer Plasmolyseformen (Abb. 44).

γ) **Resistenz.** BĚLEHRÁDEK und MELICHAR (1930) konnten zeigen, daß die Zellen des Blattes von *Helodea canadensis* Rich. eine ungleiche Empfindlichkeit gegen supraoptimale Temperaturen besitzen. Die Zellen der

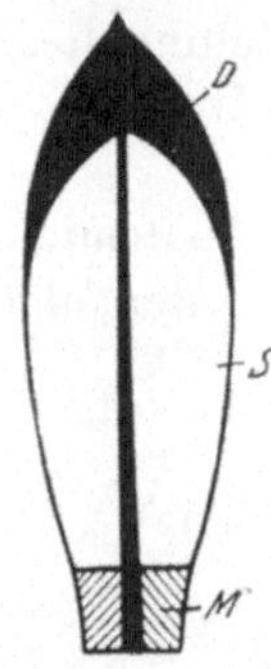

Abb. 44. Schema der Verteilung der physiologischen Zonen innerhalb eines jungen Blattes von *Helodea densa*. *M* = = Meristem, *S* = Streckungszone, *D* = Dauerzone. Für die Verteilung der auftretenden Plasmolyseformen ergibt sich das gleiche Schema. (Nach STRUGGER 1934.)

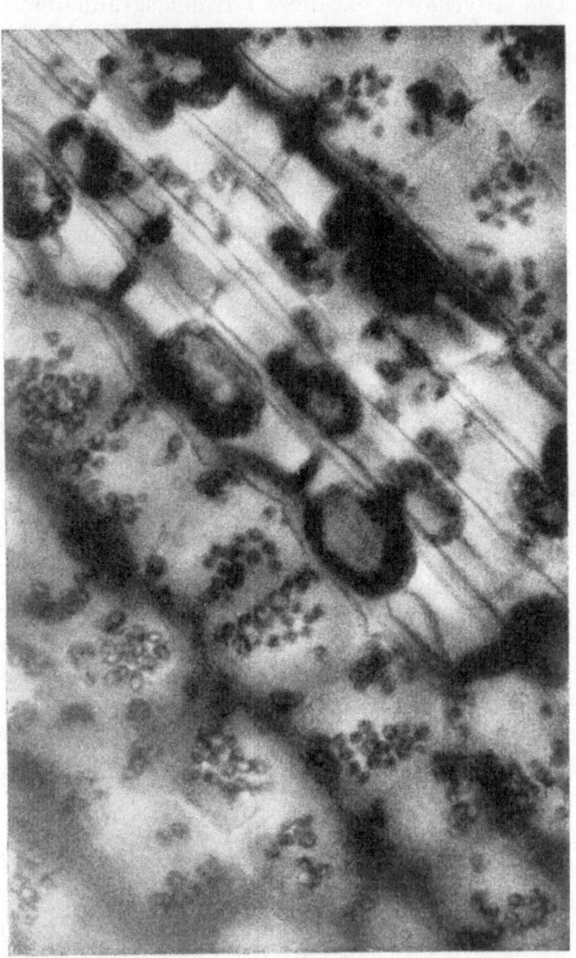

Abb. 45. *Helodea*-Blattmitte. Nach einstündiger Vorbehandlung mit 2% Ätherwasser in 2 mol Harnstofflösung übertragen. Mittelrippenzellen plasmolysiert, lebend, Blattfeldzellen nicht plasmolysiert, abgestorben. (Nach MODER 1932.)

Basis sterben zuerst ab, die der Spitze sind resistenter; bei niedrigeren Temperaturen (20—30°) ist das Verhalten umgekehrt. Die beiden Autoren vertreten die Ansicht, daß der Absterbemechanismus bei der Einwirkung hoher Temperaturen verschieden ist von jenem bei niederen Temperaturen. MODER (1932) untersuchte verschiedene Arten von Resistenz, und zwar die Resistenz gegenüber Narkotika (Äther), die Plasmolyse- und Hypotonieresistenz, die Tellurresistenz und schließlich die oligodynamische Wirkung von Kupfer. MODER (1932) fand, daß die Protoplaste der Blattunterseite gegen Äther und aqua dest. resistenter sind als die der Oberseite. Als besonders narkotikaempfindlich erwiesen sich die Zellen des Feldes. Sehr resistent zeigten sich im allgemeinen die Zellen der Mittelrippe. Für die Zellen des Blattrandes fand MODER (1932) ein ähnliches Verhalten wie für die

Zellen der Mittelrippe und der Blattbasis. Als ganz besonders empfindlich wurden die Blattzähne befunden. Die amphinekrotischen Zellen zeigten auch in ihren Resistenzeigenschaften ein abweichendes Verhalten von den übrigen Zellen (Abb. 45, 46). Die Säureresistenz der Zellen des *Helodea*-Blattes prüfte Weber (1932) und fand gleichfalls eine besonders hohe Resistenz der Zellen der Blattmittelrippe, dann folgen die Zellen der Blattbasis und des Blattrandes mit Ausnahme der Zähne. Besonders empfindlich erwiesen sich auch bei den Versuchen Webers (1932) die Zellen der mittleren Blatteile (mit Ausnahme der Mittelrippe) und die Blattzähne (Abb. 47, 48).

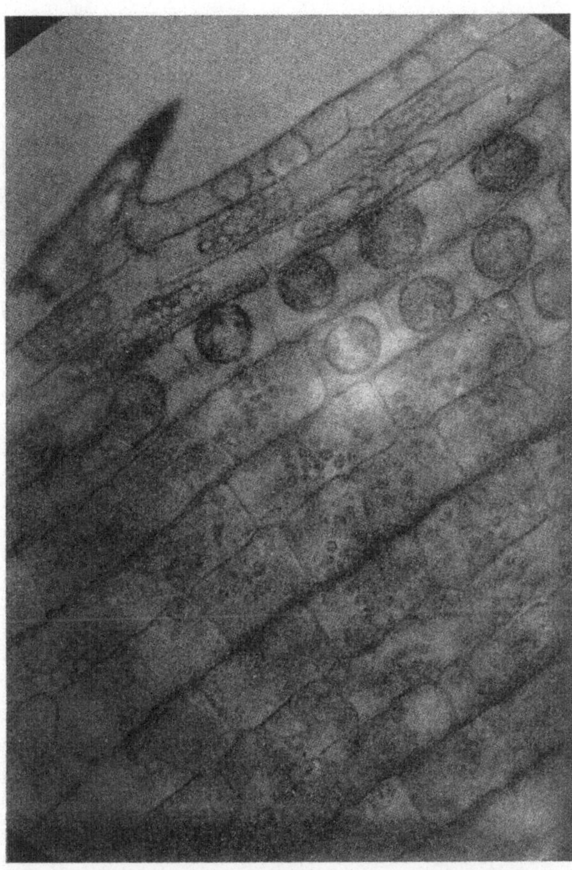

Abb. 46. *Helodea*-Randpartie des Blattes. Nach einstündiger Vorbehandlung mit 2% Ätherwasser Plasmolyse in 2 mol Harnstofflösung. Blattrandzellen plasmolysiert, lebend; die angrenzenden Zellen des Blattfeldes nicht plasmolysiert, abgestorben.
(Nach Moder 1932.)

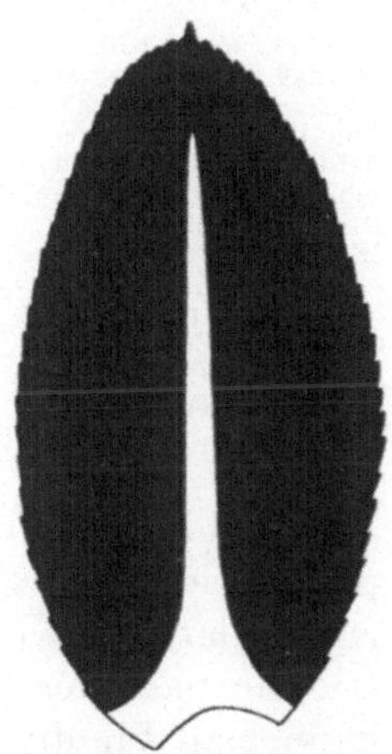

Abb. 47. *Helodea*-Blatt. Weitgehende Säureschädigung. Die schwarzen Teile sind abgestorben, nur der weiß gehaltene mittlere und basale Teil des Blattes ist am Leben geblieben.
(Nach Weber 1932.)

Resistenzversuche am *Helodea*-Blatt stammen auch von Meindl (1934). Auch Meindl (1934) bestätigte vor allem durch Hypotonie-Resistenz-Versuche die hohe Resistenz der Zellen der Mittelrippe und die geringe Resistenz der Zellen des Blattfeldes. Bei den Versuchen Meindls (1934) über die Kälteresistenz erwiesen sich überraschenderweise die Blattzähne als die am meisten kälteresistenten Zellen. Resistenzgradienten konnte auch Gahlen (1934) am Blatt von *Helodea* feststellen.

δ) **Osmotischer Wert.** Versuche über den osmotischen Wert der Blattzellen von *Helodea* wurden von Moder (1932) durchgeführt, wobei sich charakteristische Gradienten ergaben (Abb. 49).

ε) **Elektrokinetisches Potential.** Rubinstein und Uspenskaja (1934) führten Versuche durch zur Bestimmung der relativen Größe des elektrokinetischen Potentials der Protoplaste verschiedener Zellgruppen. Bei dem Blatt von *Helodea* scheinen das größte negative Grenzpotential die Protoplasten

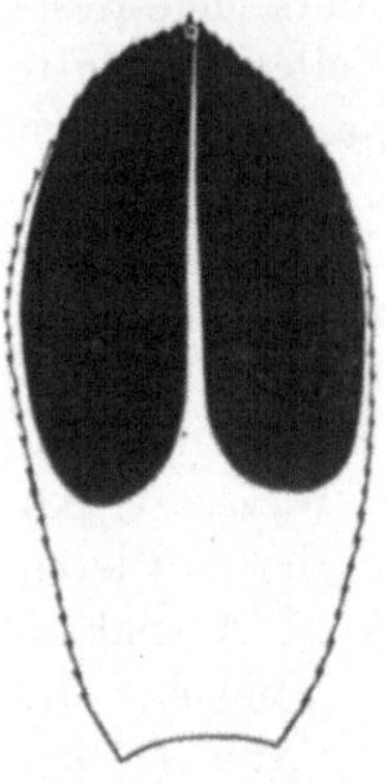

Abb. 48. *Helodea*-Blatt. Ausmaß der Säureschädigung geringer als bei dem in Abb. 47 dargestellten Blatte. Lebend geblieben ist das basale Drittel des Blattes, die Mittelrippe (und angrenzende Zellen) und der Blattrand, mit Ausnahme der Zähne. Die schwarz gehaltenen Teile sind abgestorben. (Nach Weber 1932.)

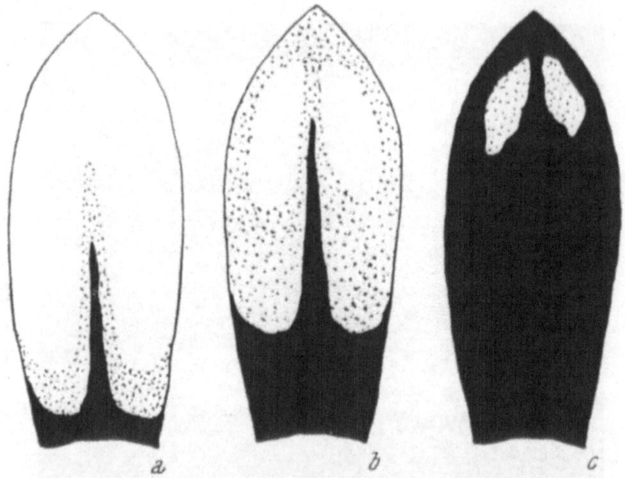

Abb. 49. *Helodea*-Blätter. Schematische Darstellung des osmotischen Wertes der Zellen verschiedener Blattzonen. a) Plasmolyse in einer 0,3 mol Rohrzuckerlösung; b) in einer 0,35 mol Rohrzuckerlösung; c) in einer 0,45 mol Rohrzuckerlösung. Schwarz gehalten die Zonen mit stärkerer Plasmolyse, punktiert die Zonen mit Grenzplasmolyse, weiß die noch nicht plasmolysierten Zonen. (Nach Moder 1932.)

der Randzellen zu besitzen; sie zeigen ausgesprochen anodische Kataphoreserichtung, während die Protoplaste der Seitenfelder und der Mittelrippe glatt zur Kathode wandern. Beurteilt man die Größe der negativen Ladung nach der relativen Beständigkeit der anodischen Kataphorese, so kann man für die Protoplasten der Randzellen ein höheres Potential, für die der Mittelrippe dagegen ein niedrigeres als bei den Protoplasten der Seitenfelder annehmen. Das negative Grenzpotential scheint also vom Rand bis zur Blattmitte allmählich abzunehmen. In zwei Zonen, in der Nähe des Randes und der Mittelrippe, erfolgt die Abnahme sprungweise.

ζ) **Anthocyangehalt.** Moder (1932) konnte lediglich für die Zellen der Blattbasis das gelegentliche Auftreten von Anthocyan nachweisen.

η) **Stärkegehalt.** Die Zellen der Blattbasis sind durch ihren Stärkereichtum vor den übrigen Zellen ausgezeichnet, wie Moder (1932) feststellte. Die Verteilung der Stärke im *Helodea*-Blatt gibt Abb. 50 wieder. Die amphinekrotischen Zellen wurden von Moder (1932) stets als stärkefrei befunden. Gahlen (1934) konnte zeigen, daß die Entstärkung im apikalen Teil beginnt und gegen die Basis des Blattes vorrückt.

ϑ) **Chloroplastensystrophe.** Ein spezielles Kennzeichen der Zellen der Blattoberseite zum Unterschied von denen der Unterseite ist die unter bestimmten Bedingungen ausgelöste Erscheinung der Chloroplastensystrophe, wie gleichfalls Moder (1932) zeigen konnte.

ι) **Vakuolenkontraktion.** Auch in der Neigung zur Vakuolenkontraktion fand Moder (1932) deutliche Unterschiede zwischen den einzelnen Blattpartien.

ϰ) **Restitutionsmembranen.** Auch die Bildung von Vernarbungs- oder Restitutionsmembranen nach vorhergegangener Plasmolyse kann, wie Kobinger (1933) zeigen konnte, beim *Helodea*-Blatt zum Nachweis physiologischer Unterschiede morphologisch gleichartiger Zellen herangezogen werden. So ist der Zeitpunkt der Bildung der Vernarbungsmembran in den einzelnen Zonen des *Helodea*-Blattes verschieden. Die Membranregeneration erfolgt zuerst in den Zellen des Blattrandes, und zwar unter günstigen Bedingungen bereits nach 15 Stunden Aufenthalt in 0,4 bis 0,6 mol Glukoselösung. Längere Zeit benötigt die Membranbildung in den Zellen der Blattbasis, noch länger in denen der Blattmitte.

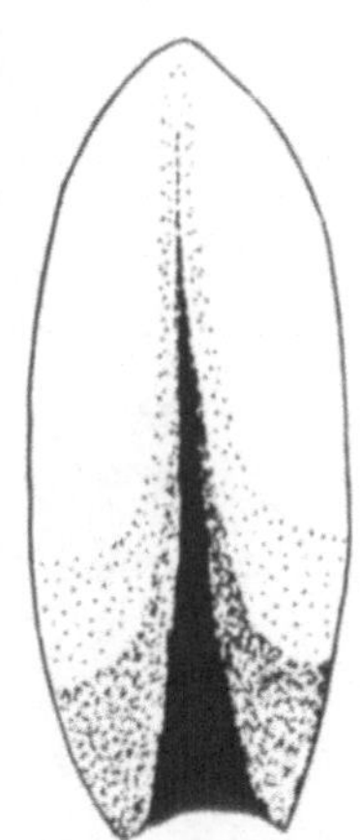

Abb. 50. *Helodea*-Blatt. Schematische Darstellung der Zonen verschiedenen Stärkegehaltes. Die schwarze Zone am stärkereichsten, die dicht punktierte Zone weist mittleren Stärkegehalt auf, die spärlich punktierte Zone ist stärkearm, die weiße Zone (annähernd) stärkefrei. (Nach Moder 1932.)

λ) **Verhalten Farbstoffen gegenüber.** Schon Weber (1932) weist im Anschluß an die Versuche Gicklhorns (1927) über die streng lokalisierten Manganeinlagerungen in die Blattzellen von *Helodea* auf die Ergebnisse der Vitalfärbungsversuche mit Neutralrot hin, die zeigten, daß stets — wenigstens anfänglich — die Mittelrippe ungefärbt bleibt, ebenso wie die Zellen der Blattbasis und die des Blattrandes. Wenn schließlich der Farbstoff auch in diesen Zellen aufgenommen wird, so erfolgt in ihnen keine diffuse Zellsaftfärbung wie in den übrigen Zellen, sondern eine krümelige Ausfällung des Farbstoffes. Moder (1932) hat überdies noch zeigen können, daß die amphinekrotischen Zellen sich mit Neutralrot vital nicht färben. Eingehender wurde das Verhalten der *Helodea*-Zellen basischen Farbstoffen gegenüber dann von Strugger (1937, 1949) und Lilienstern (1935) untersucht, wobei sich deutlich Färbegradienten nachweisen ließen, die als Folge des verschieden weit fortgeschrittenen Entwicklungszustandes der einzelnen Zellen gedeutet werden. Eine Stütze für diese Erklärung wurde in den Ergebnissen der Vitalfärbungsversuche mit verschieden alten Blättern gebracht (Strugger 1949). Dieselbe elektive Färbbarkeit bestimmter Blattpartien hat Drawert (1937) für fixierte, also abgetötete *Helodea*-Blättchen nachgewiesen (Abb. 51, 52). Das Speicherungsvermögen des Zellsaftes wurde daher nicht mehr allein als ausschlaggebend für die erhaltenen Resultate angesehen, vielmehr Eigenschaften der Kutikula, die mit zunehmendem Alter einer Änderung unterworfen sind, als Erklärung mit in Betracht gezogen, eine Annahme, die zum Ausgangspunkt für die Kritik Ruges (1940) an den Versuchen Struggers (1937) und Liliensterns (1935) wurde. Perner (1950) versuchte diese Streitfrage zu klären, indem er zu seinen Versuchen einerseits Akridinorange, andererseits

Brillantsulfoflavin FF verwendete. Die Ergebnisse mit Akridinorange zeigt Abb. 53, 54. Die jüngsten embryonalen Blattorgane einer Sproßknospe sind völlig ungefärbt geblieben, alle anderen Blätter zeigen eine apikale fluorochromierte Zone, die um so größer wird, je älter das betreffende Blatt ist. Die bereits ausgewachsenen Blätter einer Sproßknospe sind schließlich mit Ausnahme einiger basaler Zellreihen vollständig fluorochromiert. Die Mittelrippe läßt in dem Bereich des jeweils fluorochromierten Blattfeldes nur im apikalen Teil eine schwächere Fluoreszenz erkennen. Auch bei langer Versuchszeit erhielt PERNER (1950) dieselben Gradienten. Die pH-Abhängigkeit der erzielten Färbungsergebnisse enthält Tab. 8.

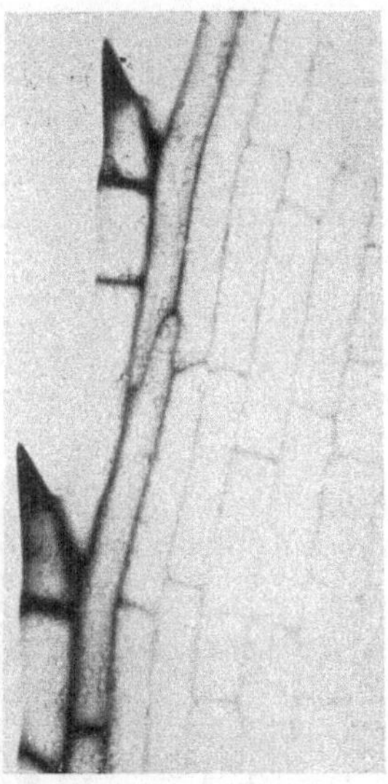

Abb. 51. Elektive Färbung der Blattzähne, der Quermembranen der äußersten Zellreihe und aller Membranen der zweiten Zellreihe im apikalen Teil des *Helodea*-Blattes. Fixiermittel: 70% Alkohol, Farbstoff: Neutralrot bei pH 2,02.
(Nach DRAWERT 1938.)

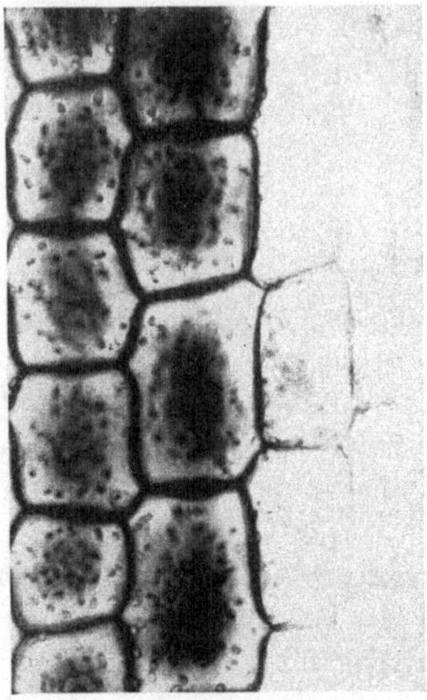

Abb. 52. Elektive Membrankuppenfärbung an der Blattoberseite von *Helodea canadensis*. Die Zellwände der Mittelrippe sind farblos. Fixiermittel: 70% Alkohol, Farbstoff: Neutralrot bei pH 3,41.
(Nach DRAWERT 1938.)

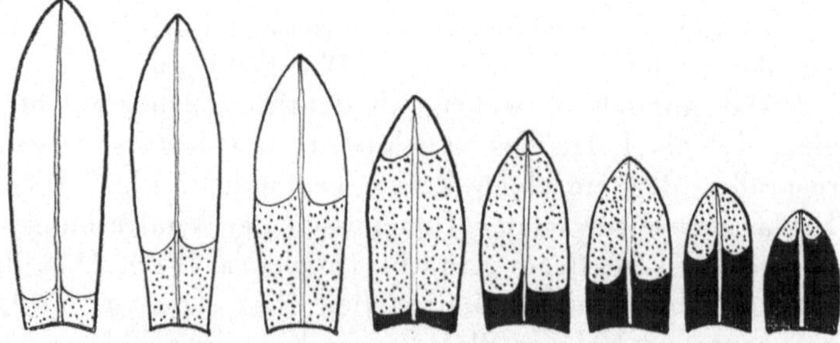

Abb. 53. Nach dem Alter geordnete Blättchen aus einer Sproßknospe von *Helodea densa* mit eingezeichneter Differenzierung in Meristemzone (schwarz), Streckungszone (punktiert) und Dauerzone (weiß).
(Nach PERNER 1950.)

Auf Grund seiner Versuche mit Akridinorange kommt PERNER (1950) zu dem Schluß, daß die Färbegradienten durch eine pH-abhängige Speicherung von Akridinorange im Zellinhalt der chlorophyllführenden Dauerzellen bedingt ist, wodurch nach der Ansicht PERNERS (1950) die protoplasmatische Natur dieser Gradienten nachgewiesen zu sein scheint. Der Farbstoff

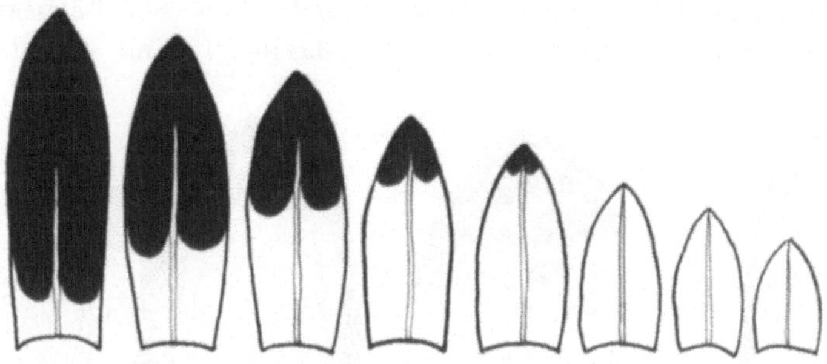

Abb. 54. Nach dem Alter geordnete Blättchen aus einer Sproßknospe von *Helodea densa*. Die mit Akridinorange fluorochromierte Dauerzone ist schwarz ausgezeichnet. (Nach PERNER 1950.)

Tab. 8. *Fluorochromierung mit Akridinorange (1 : 10.000; in gepufferter Lösung).* Versuchsobjekt: 4 cm langer Sproß von *Elodea densa* im ganzen gefärbt, Untersuchung an abgetrennten Blättchen. — Färbezeit: 12 Stunden, anschließend 10 Minuten ausgewaschen. (Aus PERNER 1950.)

pH-Farblösung / pH-Pufferlösung	Membran	Plasma	Kern	Vakuole	Schleim-idioblast
3,40 3,52	+ + + kupferrot	—	—	—	+ + + orange, gelb
4,35 4,50	+ + + kupferrot	—	—	—	+ + + orange, gelb
5,65 4,54	+ kupferrot	—	—	—	+ + + orange, gelb
6,20 6,15	+ kupferrot	—	+ grün	—	+ + + orange, gelb
6,72 6,68	+ + kupferrot	+ grün	+ grün	—	+ + + orange, gelb
7,16 7,20	+ grünlich	+ grün	+ + grüngelb	+ + + kupferrot	+ + + orange, gelb
7,84 7,90	+ grünlich	+ + grün	+ + grüngelb	+ + + kupferrot	+ + + orange, gelb
8,54 8,68	+ grünlich	+ + grün	+ + grüngelb	+ + + kupferrot	+ + + orange, gelb
Speicherung in den einzelnen Zonen	Meristem-Streckungs-Dauerzone	nur in der Dauerzone fluorochromiert, Streckungs- und Meristemzone sind ungefärbt			Meristem-Streckungs-Dauerzone

Brillantsulfoflavin FF wird — wie PERNER (1950) weiters zeigen konnte — in der Streckungs- und Meristemzone des Blättchens durch den Zellinhalt maximal gespeichert, während die Dauerzone ein Minimum der Aufnahme aufweist. Nach PERNER (1950) sind die Färbegradienten des kathodischen Fluorochroms Akridinorange durch eine elektroadsorptive Speicherung von Farbkationen an negativ geladene Biokolloide des Cytoplasmas und des Zellsaftes chlorophyllführender Dauerzellen bedingt. Die Färbegradienten des anodischen Fluorochroms Brillantsulfoflavin FF sind jedoch auf eine

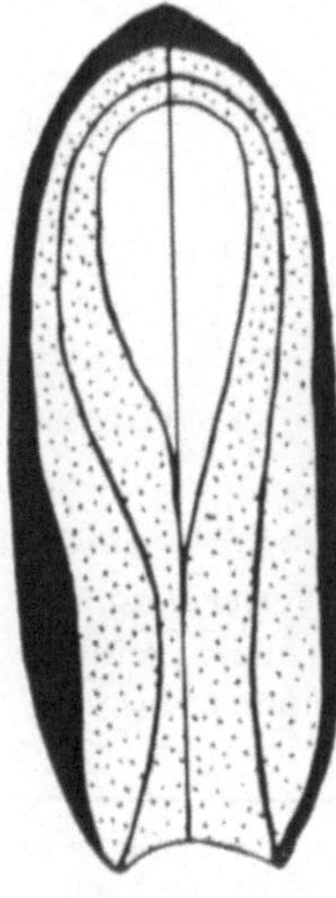

Abb. 55. Der Grundgradient G. Die Tonstufen bezeichnen die Reihenfolge der Reaktion. (In allen weiteren Figuren ist schwarz das erste, weiß ist das letzte Stadium.) (Nach ESTEŘÁK 1935.)

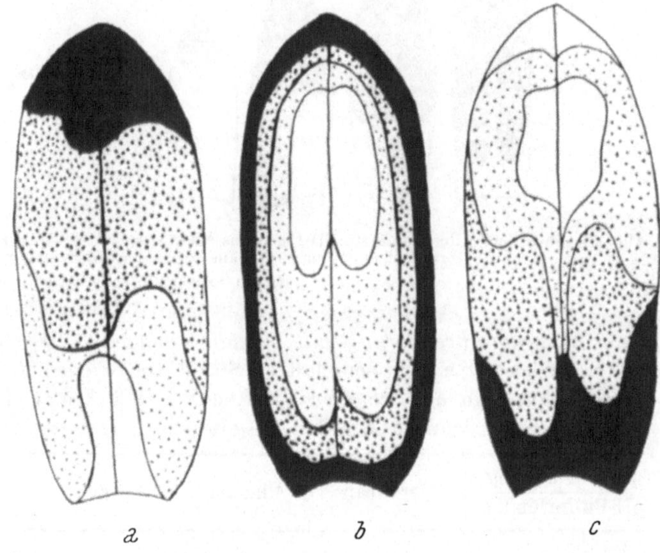

Abb. 56. Die Absterbegradienten. *a* der Grundgradient *Gm*, *b* und *c* seine Modifikation nach Beschädigung. (Nach ESTEŘÁK 1935.)

elektroadsorptive Speicherung sekundär dissoziierter Farbionen an positiv geladene Biokolloide des Zellsaftes der wachsenden chlorophyllführenden Zellen zurückzuführen. PERNER (1950) kommt zu dem Schluß, daß im Zellsaft der wachsenden Zellen des *Helodea*-Blattes im Verlauf des Entwicklungsgeschehens stetig Ladungsänderungen auftreten, die bei Beendigung des Streckungswachstums zu einer Umladung führen.

μ) **Niederschlagsbildungen.** Originelle Ergebnisse erhielt MEINDL (1934) bei ihren Versuchen mit einer 1%igen Na-Oleatlösung. Auf der Epidermis des *Helodea*-Blattes bildet sich unter diesen Bedingungen ein effloreszenzartiger Niederschlag, der morphologisch mit dem Wachsüberzug große Ähnlichkeit hat. Dieser Niederschlag fehlt interessanterweise vollkommen über den Zellen der Mittelrippe.

Zum Abschluß des Überblickes über die Untersuchungen zur protoplasmatischen Anatomie des *Helodea*-Blattes sei auf die Auffassung ESTEŘÁKS (1935) hingewiesen, der zwei Grundgradienten im Blatt von *Helodea* unterscheidet, und zwar:

1. den Grundgradienten *G*, der das Eindringen von Stoffen betrifft (Abb. 55),

2. den Grundgradienten *Gm*, der sich auf die Absterbefolge bezieht (Abb. 56).

Nach Esteřák (1935) lassen diese Grundgradienten gewisse Modifikationen unter der Einwirkung bestimmter Faktoren erkennen. Solche abändernde Faktoren sieht Esteřák (1935) in der Plasmolyse, der mechanischen Beschädigung, der Einwirkung von Aqua dest., dem Etiolement, dem Eindringen der Farbstoffe bei saurem pH und der Narkose. Einige Unstimmigkeiten, die sich bei einem Vergleich der Angaben der einzelnen Autoren bezüglich des Verlaufes der gefundenen Gradienten ergeben, erklärt Esteřák (1935) durch die Wechselwirkung dieser beiden Grundgradienten.

Die protoplasmatische Anatomie der Zwiebelschuppe von Allium cepa

Auch das für zellphysiologische Untersuchungen so beliebte und geeignete Objekt, die Zwiebelschuppe von *Allium cepa*, wurde vom Standpunkt der protoplasmatischen Pflanzenanatomie aus analysiert, nachdem bereits Gicklhorn (1932) an der Hand von Quellungserscheinungen das Vorhandensein von Gradienten innerhalb der Zwiebelschuppen von *Allium cepa* nachgewiesen hatte.

α) **Permeabilität.** Die protoplasmatische Anatomie der Küchenzwiebel eingehender und von verschiedenen Gesichtspunkten aus untersucht zu haben, ist vor allem das Verdienst von Houska (1939, 1940). Was die Permeabilität betrifft, so prüfte Houska (1939) das Verhalten Harnstoff, Glyzerin und Methylharnstoff gegenüber und fand, daß die Durchlässigkeit dem absoluten Wert nach für alle drei Verbindungen bei Basis, Mitte und Spitze der äußeren Schuppen verschieden ist. Während sich die Durchlässigkeit für Glyzerin : Harnstoff : Methylharnstoff etwa wie 1 : 2 : 4 verhält, konnte Houska (1939) für die Permeabilitätsverhältnisse der drei Substanzen für Basis, Mitte und Spitzenregion der Zwiebelschuppe eine Relation von 3 : 2 : 2 finden. Houska (1939) rechnete die gefundenen Permeabilitätswerte auf das Verhältnis zwischen Volumen und Oberfläche der plasmolysierten Protoplaste um und erzielte dadurch eine gewisse Verschiebung der Ergebnisse, und zwar in dem Sinne, daß die Zellen der Mitte für alle drei Substanzen höhere Permeabilität zeigen als die der Basis, während die Spitzenzellen durch die niedrigste Permeabilität gekennzeichnet sind.

β) **Osmotischer Wert.** Was den osmotischen Wert betrifft, so fand Houska (1939) in den Zellen der Schuppenbasis höchste osmotische Werte, etwa 0,50 bis 0,60 mol Traubenzucker, die gegen die Spitze hin allmählich abfallen bis etwa 0,40 bis 0,35 mol Traubenzucker. Weiters konnte jedoch Houska (1939) zeigen, daß sehr junge Schuppen von der Basis bis zur Spitze zu annähernd den gleichen osmotischen Wert aufweisen. In der gesamten Zwiebel steigt der osmotische Wert von außen nach innen an.

γ) **Verhalten Farbstoffen gegenüber.** Anläßlich der Untersuchungen über das Verhalten der pflanzlichen Zellkerne gegenüber Anilinfarbstoffen fand Strugger (1932) für *Allium cepa*, daß mit zunehmendem Alter eine

Verschiebung des IEP der Karyolymphe gegen den Neutralpunkt hin erfolgt. In den Zellen der oberen Epidermis der Zwiebelschuppen von *Allium cepa* deckte Borris (1937) mit Hilfe von Färbungsversuchen mit Neutralrot und Methylenblau Longitudinalgradienten auf, und zwar solche in bezug auf die Zellsaftreaktion, die Stärke der Vakuolenkontraktion, die Membranfärbung und die Entfärbungsgeschwindigkeit der Vakuole.

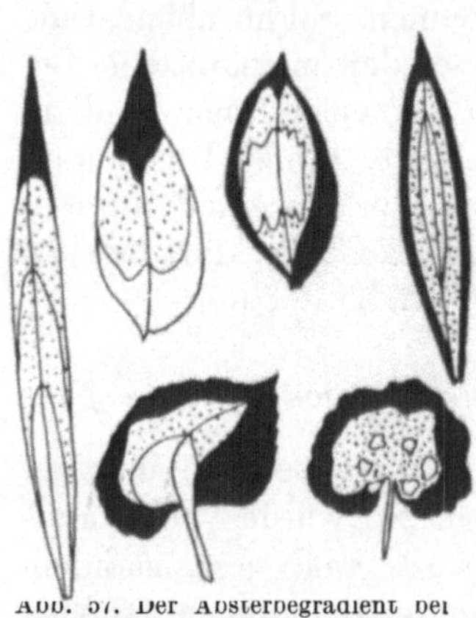

Abb. 57. Der Absterbegradient bei den Blättern von Landpflanzen. (Nach Esteřák 1935.)

δ) **Bildung von Kappenplasmolyse.** Die Erscheinung der Kappenplasmolyse in Alkalisalzlösungen wurde von verschiedenen Seiten beschrieben (Höfler 1928, 1934 b, 1939, Kaiserlehner 1939, Pekarek 1940) und die Bedingungen ihres Auftretens geprüft. Houska (1941) verwendete die Kappenplasmolyse als Indikator physiologisch verschiedener Zellzustände bei *Allium cepa* und konnte feststellen, daß die Basiszellen am raschesten Kappen bilden, die Zellen der Mitte hingegen am langsamsten; die Spitzenzellen nehmen eine Mittelstellung ein und kommen manchmal dem Verhalten der Basiszellen ziemlich nahe. Die relativen Kappenvolumina nach gleich langer KCl-Einwirkung sind bei den Zellen der drei Zonen verschieden — die Zellen der Basis zeigen das größere, die der Mitte das kleinere relative Kappenvolumen.

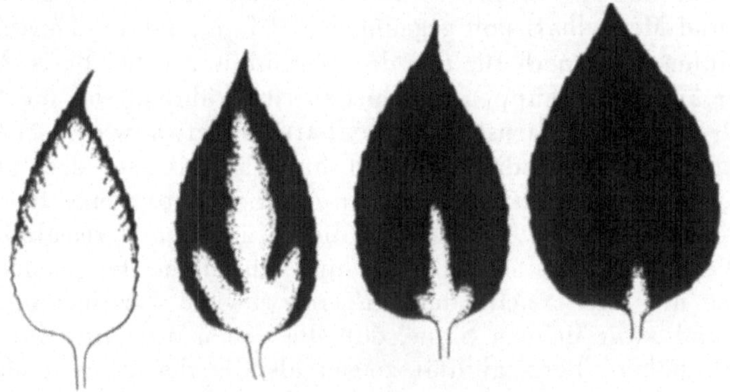

Abb. 58. Tote Blattpartien schwarz. (Nach Gicklhorn 1936.)

Die protoplasmatische Anatomie der Blätter anderer Blütenpflanzen

Esteřák (1935) hat an einem umfangreichen Material — er gibt etwa 60 verschiedene Arten an — nachweisen können, daß bei den Blättern anderer Pflanzen ein grundsätzlich gleicher Gradient wie im *Helodea*-Blatt existiert. Solche Gradienten lassen sich feststellen beim Etiolement, bei mechanischer Beschädigung, beim Absterben, ebenso wie in der Verfärbung. Diese Gradienten wurden von Esteřák (1935) unter anderem in Lösungen von HCl, NH_4OH, Alkoholen, Wasser, in Ammoniak und Alkoholdämpfen und in der Hitze geprüft. Die Abb. 57 enthält die Gradienten von einigen von ESTEŘÁK (1935) untersuchten Objekten. Die weite Verbreitung solcher physiologischer Gradienten in Blättern hat auch GICKLHORN (1936) durch die genaue Beobachtung und Verfolgung der Gradienten des Erfrierens, des Alters, der Bildung von Anthocyan, der herbstlichen Vergilbung, der Resistenz usw. an einem reichhaltigen Material nachgewiesen. Abb. 58 zeigt die von GICKLHORN (1936) festgestellten Erfrierungsgradienten in verschieden alten Blättern von *Helianthus annuus,* wobei die geschädigten Partien schwarz gezeichnet sind. Auch GICKLHORN (1936) vertritt die Ansicht, daß sich die verschiedenen Gradienten in ihrem Verlauf häufig nicht vollkommen decken. Daß auch im Blatt der marinen *Halophila stipulacea* ebenso wie in dem der Süßwasserpflanze *Helodea* physiologische Longitudinalgradienten vorhanden sind, konnte kürzlich DIANNELIDIS (1951) zeigen.

Während sich die angeführten Angaben über das Auftreten von Longitudinalgradienten im allgemeinen auf die Epidermis beziehen, konnte in jüngster Zeit STRUGGER (1953) anläßlich seiner Untersuchungen über die Entwicklung der Chloroplasten im Blatt von *Agapanthus umbellatus* auch im Mesophyll eine deutliche Zonierung in bezug auf den Entwicklungszustand der Plastiden feststellen (Abb. 59). Während die basale Zone Proplastiden mit sehr viel Stärke enthält, nimmt der Stärkegehalt in den anschließenden Zonen immer mehr ab, in demselben Maße, als die Pigmentbildung zunimmt.

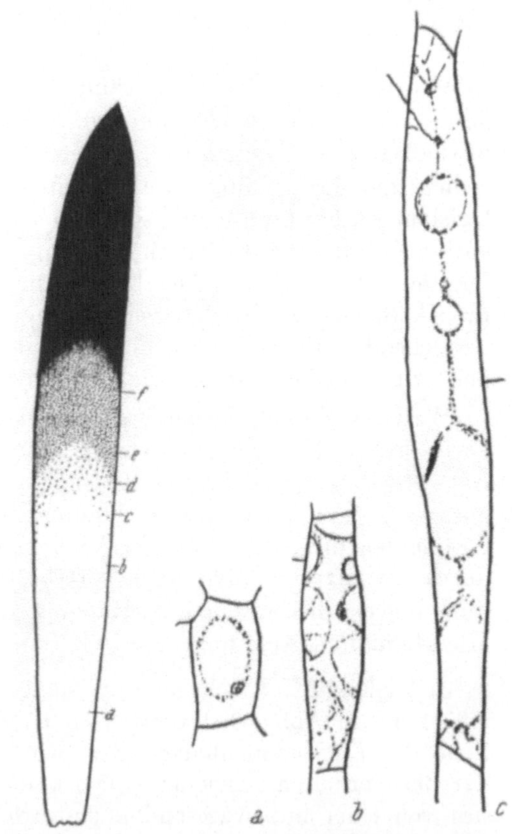

Abb. 59. Die Zonierung eines mittleren *Agapanthus*-Blattes. Näheres im Text. (Nach STRUGGER 1953.)

Abb. 60. Epidermiszellen eines Hypokotyls von *Helianthus annuus* in verschiedenen Altersstadien nach 5 Min. langer Plasmolyse mit 0,6 mol KNO_3 gezeichnet: a) vom Kotyledonenhals; b) Streckungszone; c) Dauerzone an der Basis (Vergrößerung immer gleich). (Nach STRUGGER 1934.)

Für die protoplasmatische Anatomie des Phylloms ist es von wesentlicher Bedeutung, daß neben den angeführten Longitudinalgradienten mehrere Autoren (GICKLHORN 1927, MODER 1932, STRUGGER 1936) am Blatt von *Helodea,* HURCH (1933) am Blatt von *Stachys* und REUTER (1941) am Blatt von *Pisum sativum* protoplasma-physiologische Unterschiede auch zwischen der Epidermis der Blattober- und der Blattunterseite nachweisen konnten. Reuter (1948) zeigte überdies, daß im Mesophyll des Keimblattes von *Soja hispida* protoplasma-physiologische Transversalgradienten existieren, was im Einklang mit den von Ursprung (1938) durchgeführten Saugkraftmessungen steht. Eine übersichtliche Zusammenstellung zu der Frage, welche physiologische Leistungen in diesen Longitudinal- und Transversalgradienten eines Blattes sich manifestieren, findet sich bei Prat (1948).

3. Kaulom

Wie schon oben (S. 25) erwähnt wurde, hat Prat (1948) eine übersichtliche Zusammenstellung jener einerseits physikochemischen, andererseits physiologischen Gradienten gegeben, die in Wechselwirkung miteinander stehen und deren Einfluß auf die strukturellen Gradienten feststeht. Die Existenz solcher Gradienten sowohl im Kaulom als auch im Rhizikom steht außer Zweifel; zu bedauern ist, daß gerade für die beiden genannten Organe relativ wenig Angaben vorliegen über die Art, wie sich diese physikochemischen bzw. physiologischen Gradienten in den Eigenschaften des lebenden Protoplasmas der einzelnen Zonen, die wir am Kaulom wie auch am Rhizikom unterscheiden können, äußern.

Was das Kaulom betrifft, so liegen zellphysiologische Untersuchungen vor allem am Hypokotyl von *Helianthus annuus* vor (Strugger 1934, Ruge 1938, Beck und Basilia 1934). Strugger (1934) geht von der Annahme aus, daß diese an Blättern, Stammgebilden und Wurzeln auftretenden Gradienten in erster Linie als Wachstumsgradienten aufzufassen sind, die durch die Lage der Meristem-, Streckungs- und Dauerzone bestimmt sind. Zum Beweis dieser seiner Auffassung wählte Strugger (1934) verschieden alte *Helianthus*-Keimlinge.

α) **Viskosität.** Als Ergebnisse seiner Plasmolyseversuche hat Strugger (1934) die in Abb. 60 dargestellten Unterschiede zwischen den Zellen der Zone des Kotyledonenhalses, der Streckungszone und der Dauerzone an der Basis erhalten. Strugger (1934) konnte zeigen, daß die wachsende Zelle sich von einer nichtwachsenden dadurch unterscheidet, daß sie eine stark konkave Plasmolyseform und eine erhöhte Plasmolysezeit aufweist, also eine wesentlich höhere Plasmaviskosität besitzt. Nach Strugger (1934) handelt es sich dabei um Aziditätsgradienten. Strugger (1934) geht sogar so weit, die Plasmolyseform- und -zeituntersuchungen als Methode zum Aufsuchen von cH-Gradienten zu empfehlen.

β) **pH.** Gestützt auf Versuche über die Wirkung von geotropischen Reizen auf die zellphysiologischen Eigenschaften der Zellen von *Helianthus* und den Einfluß einer geänderten Wasserstoffionenkonzentration kommt Strugger (1934) zu dem Schluß, daß die erste faßbare Wachstumsursache ein im Organ vorhandenes Aziditätsgefälle ist, das eine Verschiebung des Kolloidzustandes der Zellen bewirkt. Die große Periode des Wachstums im Sinne von Sachs (1873) stellt nach Strugger (1934) ein „Durchwandern der Zellen durch den Gipfel des Aziditätsgradienten" dar. Bei der Untersuchung von dekapitierten Keimlingen fand Strugger (1934), daß wenige Stunden nach erfolgter Dekapitation das plasmatische Gefälle vollständig verschwindet. PRIESTLEY (1928, 1930) stellte am Querschnitt von Stämmen und Wurzeln pH-Gradienten fest; das Xylem ist sauer, während das Phloem relativ alkalisch ist (Abb. 61). Zwischen beiden liegt eine Zone von mittlerem pH, die die günstigsten Bedingungen für die Erhaltung der Meristemtätigkeit besitzt. In dieser Zone zeigen die Protoplasma-Eiweißkörper, da ihre Umgebung nahe dem isoelektrischen Punkt liegt, eine minimale Neigung zu quellen oder sich mit Salzen zu verbinden (VLÈS 1925). Diese Tatsache erklärt die Lage von undifferenzierten, nicht vakuolisierten Kambiumzellen zwischen Xylem und Phloem und ihre charakteristische Art der Teilung. Die Teilungswände stehen mehr oder weniger senkrecht zu der Richtung des Wasserstoffionengradienten. Neben diesem radial verlaufenden Ionengradienten läßt sich — wie PRAT (1948) weiter ausführt — auch ein longitudinal verlaufender Gradient beobachten. GUSTAFSON (1924) konnte zeigen, daß solche longitudinal verlaufende Ionengradienten in Kaulomen vorhanden sind, wobei das pH von der Basis zur Spitze hin abnimmt. Nach PRAT (1948) stehen diese Ionengradienten in Zusammenhang mit den von LUND (1947) nachgewiesenen elektrischen Gradienten.

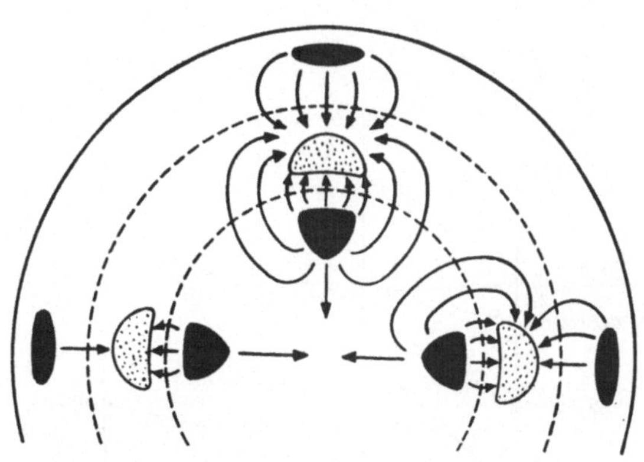

Abb. 61. Verteilung der Ionengradienten auf dem Querschnitt eines jungen Stengels. Sklerenchym ebenso wie Xylem schwarz (saure Zone), Phloem punktiert (basische Zone). Strichlierte Linien zeigen die Bereiche eines mittleren pH-Wertes an. (Nach PRAT 1948.)

γ) **Osmotischer Wert.** Zahlreiche Autoren (zitiert bei PRAT 1948) haben osmotische sowohl radial als auch longitudinal verlaufende Gradienten an verschiedenen Pflanzen feststellen können, wie sie schon von URSPRUNG und BLUM (1923) nachgewiesen wurden. Am Hypokotyl von *Helianthus annuus* konnte RUGE (1937) zeigen, daß der osmotische Wert, die Saugkraft und der Turgordruck in der Zone des stärksten Streckungswachstums ein Minimum besitzt.

δ) **Membraneigenschaften.** RUGE (1938) untersuchte gleichfalls am Hypokotyl von *Helianthus annuus* die Eigenschaften der Membranen beim normalen Streckungswachstum wie auch unter dem Einfluß von Heteroauxin (RUGE 1937). Die Dicke der Membran nimmt in dem obersten Teil des Hypokotyls in dem Maße der Zellstreckung ab. Die elastische Dehnung wie auch die Dehnbarkeit der Membran erreichen ihren höchsten Wert in den Zonen der geringsten Membrandicke. Das Maximum der plastischen Dehnbarkeit liegt jedoch von dem der anderen Dehnungseigenschaften getrennt in einer Zone der älteren Zellen. Während des Streckungswachstums sinkt die Azidität der Membranen.

ε) **Resistenz.** PRAT (1948) weist auf eine Reihe von Untersuchungen hin, die die große Empfindlichkeit der meristematischen Zone gegen Hitze und

Austrocknung feststellten. Diese Resistenzeigenschaften stehen zweifellos — wie PRAT (1948) weiter ausführt — im Zusammenhang mit den Entwicklungsgradienten. Auch in den Resistenzeigenschaften lassen sich neben Longitudinalgradienten auch solche in radialer Richtung beobachten. Gleiche Gradienten wie für die Resistenz gegen Hitze und Austrocknung lassen sich im allgemeinen auch bezüglich der Resistenz gegen parasitären Befall feststellen.

ζ) **Redoxpotential.** Nach der Auffassung von VAN FLEET (1942 a, b, 1943) existieren in Kaulomen radial und longitudinal verlaufende Redoxgradienten.

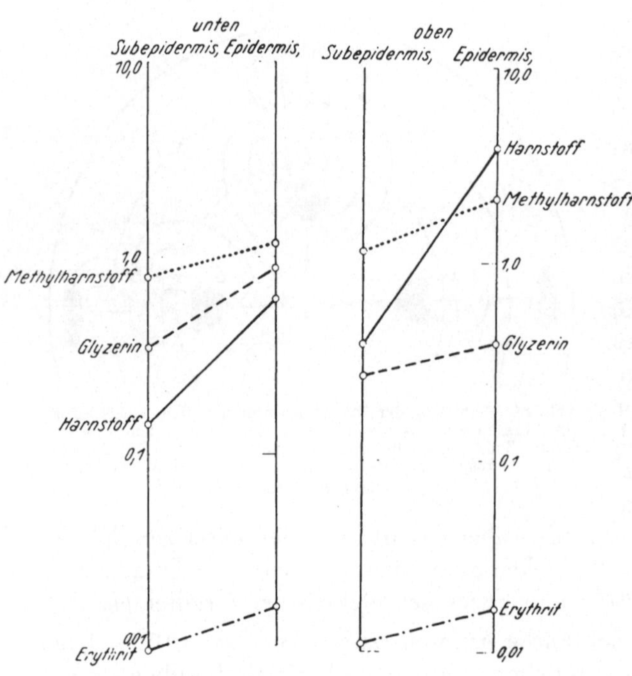

Abb. 62. *Taraxacum officinale*. Permeabilität an der Basis und im oberen Teil des Stengels.
(Nach URL 1951.)

η) **Permeabilität.** Anläßlich seiner eingehenden quantitativen Permeabilitätsmessungen an der Epidermis einerseits, an subepidermalen Gewebeschichten andererseits konnte URL (1951) am Stengel von *Taraxacum officinale* auch interessante Vergleiche zwischen einer Basalzone und einer Apikalzone anstellen. Die Ergebnisse sind in Abb. 62 und 63 festgehalten. Die graphische Darstellungsmethode der Ergebnisse mit Hilfe einer logarithmischen Skala ist die gleiche wie die von HOFMEISTER (1935), MARKLUND (1936), WAHRY (1936), HÖFLER (1936 a, 1937), SCHMIDT (1939) und BIEBL (1948) verwendete. Die Ergebnisse lassen sich kurz dahin zusammenfassen, daß die Zellen der Basalzone einen deutlichen Glyzerintyp zeigen, während in der Apikalzone Harnstoff in die Subepidermis schneller als Glyzerin permeiert. Abb. 63 zeigt überdies, daß in der apikalen Stengelzone der rapide Harnstofftyp allein in der Epidermis auftritt.

4. Rhizikom

Zur allgemeinen Charakterisierung der Protoplasmatik des Rhizikoms und deren abweichendem Verhalten beim Kaulom sei auf die Untersuchungen von TORRIANI (1947) hingewiesen. TORRIANI (1947) geht von den Unterschieden im Verhalten chemischen Reizen (Wuchsstoffen, Colchizin etc.) und physikalischen Reizen (Geotropismus) gegenüber aus und schreibt diese

Unterschiede Unterschieden in der Plasmastruktur der beiden Organe zu. Diese Unterschiede bestehen nach TORRIANI in einer größeren Labilität des Dispersitätsgrades, einer größeren Hydrophilie und einer höheren Viskosität des Plasmas der Wurzel. Diese Eigenschaften des Wurzelplasmas erklärt TORRIANI (1947) durch einen höheren Gehalt an Mukoproteiden, ein Gehalt, der auch für die Ökologie der betreffenden Pflanze von ausschlaggebender Bedeutung ist.

Zur genaueren Charakterisierung der protoplasmatischen Anatomie des Rhizikoms liegen außer dem zusammenfassenden Bericht von PRAT (1948) über physikochemische und physiologische Gradienten zellphysiologische Untersuchungen gleichfalls von STRUGGER (1934, 1935) und überdies von BURSTRÖM (1941, 1942), PIRSON und SEIDEL (1950) und PIRSON und GÖLLNER (1953) vor. Als besonders geeignete Objekte wurden bei diesen Untersuchungen die Wurzel einerseits von *Trianea bogotensis*, andererseits von *Lemna minor* verwendet.

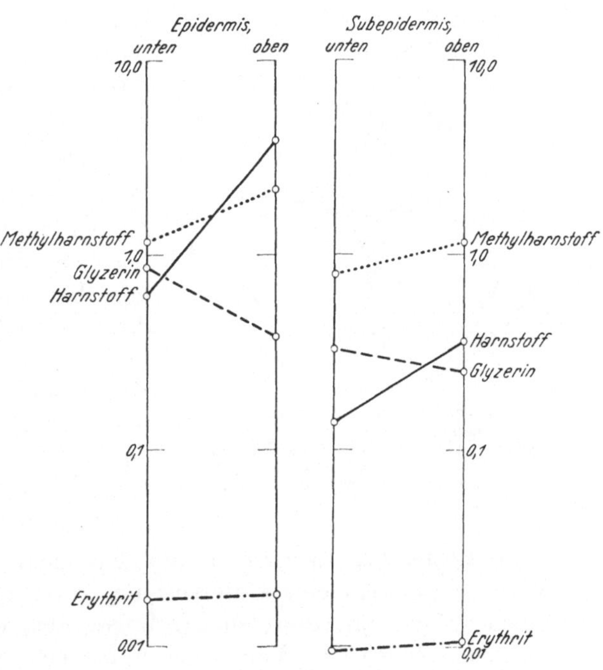

Abb. 63. *Taraxacum officinale.* Permeabilität der Epidermen und Subepidermen an der Basis und im oberen Teil des Stengels. (Nach URL 1951.)

α) **Viskosität.** Unter Anwendung der Methode der Plasmolyseform und -zeit konnte STRUGGER (1934) auch an der Wurzel das Vorhandensein analoger Gradienten wie beim Hypokotyl von *Helianthus annuus* feststellen, die ebenfalls als Wachstumsgradienten gedeutet werden. PIRSON und SEIDEL (1950) erhielten am selben Objekt die längsten Plasmolysezeiten für Zellen, die bereits als ausgewachsen zu bezeichnen sind. Meist liegt dieses Plasmolysezeitmaximum bei einer normal entwickelten Wurzel von *Lemna minor* 5—8 mm von der Wurzelspitze entfernt.

β) **pH.** Auch für die Wurzel gilt nach STRUGGER (1934) die Annahme, daß die festgestellten Gradienten Aziditätsgradienten darstellen, eine Auffassung, die von verschiedenen Seiten, unter anderen besonders bei BORRIS (1938), auf Kritik gestoßen ist. PRIESTLEY (1928, 1930) hat in gleicher Weise wie bei Stammorganen auch für Wurzeln das Vorhandensein von Ionengradienten nachgewiesen (Abb. 64), wobei auch hier transversale und longitudinale Gradienten zu unterscheiden sind. Ebenso wie beim Stamm werden diese Ionengradienten im Zusammenhang mit den von

Lund (1947) auch für Wurzeln nachgewiesenen elektrischen Gradienten gebracht. Unter anderen haben Ramshorn (1934, 1937) und Thomas (1939) die Ansicht vertreten, daß der am stärksten wachsende Teil eines Pflanzenorgans gegenüber dem benachbarten weniger intensiv wachsenden Teil elektrisch positiv ist. Lund und Kenyon (1927) geben für *Allium*-Wurzeln an, daß das Maximum des positiven Potentials etwa 1—4 mm von der Wurzelspitze entfernt liegt, also im Gebiet maximaler Zellstreckung. An den durch Colchicin oder Heteroauxin bedingten Keulenwurzeln verschwindet mit dem Wachstum auch das elektrische Potentialmaximum, wie Umrath und Weber (1943) zeigen konnten; wächst beim Verbringen der Keulenwurzeln in Wasser die Wurzelspitze durch, so tritt an ihr wieder ein Maximum des elektrischen Potentials auf.

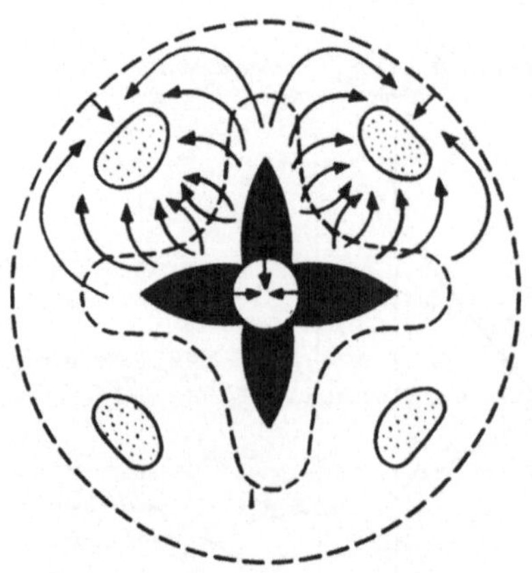

Abb. 64. Verteilung der Ionengradienten auf einem Querschnitt durch eine junge Wurzel. Xylem — schwarz — saure Zone; Phloem — punktiert — basische Zone; strichlierte Linien Bereiche eines mittleren pH-Wertes. (Nach Prat 1948.)

γ) **Osmotischer Wert.** Der osmotische Wert zeigt ebenfalls in der Wurzel von *Lemna minor* einen deutlichen Gradienten. Sein Minimum liegt dort, wo die Zellen ihre Maximallänge erreicht haben, d. h. am Ende der Streckungszone (Pirson und Seidel 1950). Diese Feststellung wurde auch von anderer Seite bestätigt (Ruge 1937). Analoge Versuche wurden auch an anderen Objekten, wie z. B. den Weizenwurzeln von Burström (1941, 1942), durchgeführt.

δ) **Resistenz.** Ernould (1946) hat dem Resistenzgradienten an der Wurzel von *Beta* eine Untersuchung gewidmet, während Prat (1948) vor allem auf die interessanten Ergebnisse über die Widerstandsfähigkeit der einzelnen Zonen der Wurzel gegenüber endotrophen Pilzen wie auch Bakterien hingewiesen hat. Nach Prat (1948) lassen sich auch in dieser Hinsicht radial und longitudinal verlaufende Gradienten feststellen, die jedoch eine bedeutende Beeinflussung durch den jahreszeitlichen Rhythmus erkennen lassen.

ε) **Redoxpotential.** Nach van Fleet (1943) besteht zwischen pH- und Redoxgradienten ein Zusammenhang, der sich in der Wurzel in dem Auftreten der vor allem wichtigen radialen Redoxgradienten äußert. Die Endodermis stellt innerhalb dieser radialen Redoxgradienten nach van Fleet (1943) eine Unterbrechung dar, da in ihr der Sitz der Polymerisation zu sehen ist.

ζ) **Permeabilität.** Pirson und Seidel (1950) fanden gleichfalls für *Lemna minor* bei allen von ihnen untersuchten, normal entwickelten Wurzeln für die Deplasmolysezeit in 0,4 mol Harnstoff deutliche Gradienten; das Minimum der Harnstoffpermeabilität liegt auch hier genau am Ende der Streckungszone, also dort, wo bei Plasmolyseversuchen mit Glukose die Abrundung des Protoplasten am langsamsten erfolgt. Für die protoplasmatische Anatomie der Wurzel erscheint wichtig, daß PIRSON und GÖLLNER (1953) den Nachweis erbringen konnten, daß das Wachstum ebenso wie die Gradienten der Plasmolysezeit und des osmotischen Wertes sowie der Harnstoffpermeabilität einem Jahresrhythmus unterliegen. Maxima und Minima des Wurzelwachstums stehen hierbei zu den anderen untersuchten Größen in Korrelation.

η) **Verhalten bei Vitalfärbung.** Analog zu den Färbungsgradienten am *Helodea*-Blatt stellte STRUGGER (1935) fest, daß die Epidermiszellen der Wurzel in der Abhängigkeit von der cH eine streng gesetzmäßige Verteilung des Farbstoffes zeigen. Die Epidermiszellen der Meristemzone speichern den Farbstoff in annähernd neutralem Milieu nur im Plasma und Zellsaft, in der Streckungszone dagegen wird der Farbstoff noch in den Radial- und Innenmembranen gespeichert. In der Dauerzone erfolgt innerhalb der eingehaltenen Versuchszeit aber nur eine reine Membranfärbung der Außenwände, ohne daß das Plasma und der Zellsaft eine Färbung aufweisen.

Literatur

ALBAUM, H. G., 1938 a: Normal Growth, Regeneration and Adventitious Growth Formation in Fern Prothallia. Amer. J. Bot. **25**.

— 1938 b: Inhibitions due to Growth Hormones in Fern Prothallia and Sporophytes. Amer. J. Bot. **25**.

BECK, W., and A. BASILIA, 1943: The Osmotic Quantities of the Cells in the Hypocotyl of *Heliantus annuus* Seedlings. Bull. Torrey Bot. Club **70**.

BĚLEHRÁDEK, J., et J. MELIČHAR, 1930: L'action différente des températures élevées et des températures normales sur la survie de la cellule végétale (*Helodea canadensis* Rich.). Biol. gen. **6**.

BIEBL, R., 1937: Zur protoplasmatischen Anatomie der Rotalgen. Protoplasma **28**.

— 1939: Zellphysiologische Studien an *Antithamnium plumula* (Ell.) Thuret. Protoplasma **32**.

— 1941: Wirkung der UV-Strahlung auf *Allium*-Zellen. Protoplasma **36**.

— 1942: Wirkung der UV-Strahlung auf die Plasmapermeabilität. Protoplasma **37**.

— 1947: Über die gegensätzliche Wirkung der Spurenelemente Zink und Bor auf die Blattzellen von *Mnium rostratum*. Öst. Bot. Z. **94**.

— 1948: Permeabilitätsversuch an der Kartoffelpflanze. Öst. Bot. Z. **95**.

— 1954: Licht- und UV-Resistenz von Schattenmoosen. Öst. Bot. Z. (im Druck).

BORRIS, H., 1937: Die Abhängigkeit der Aufnahme und Speicherung basischer Farbstoffe durch Pflanzenzellen von inneren und äußeren Faktoren. Ber. dtsch. bot. Ges. **55**.

— 1938: Plasmolyseform und Streckungswachstum. Jb. Bot. **86**.

BURSTRÖM, H., 1941: On Formative Effects of Carbohydrates on Root Growth. Botaniska Notiser.

— 1942: Die osmotischen Verhältnisse während des Streckungswachstums der Wurzel. Ann. Landw. Hochsch. Schweden **10**.

BUSSMANN, K., 1939: Untersuchungen über die Induktion der Dorsiventralität bei den Farnprothallien. Jb. wiss. Bot. **87**.

CANDOLLE, A. P. DE, 1927: Organographie végétale.

CHILD, C. M., 1928: The Physiological Gradients. Protoplasma **5**.

— 1941: Patterns and Problems of Development.

CHOLNOKY, B. v., 1931: Untersuchungen über den Plasmolyseort der Algenzellen IV. Die Plasmolyse der Gattung *Oedogonium*. Protoplasma **12**.

DIANNELIDIS, TH., 1951: Zur protoplasmatischen Anatomie des Blattes von *Halophila stipulacea*. Phyton **3**.

DIEHL, J. M., 1936: Einige Beobachtungen über die Aufnahme von Farbstoffen durch die Blätter von *Helodea densa* und *Helodea canadensis*. Rec. Trav. bot. neér. **33**.

DÖPP, W., 1927: Untersuchungen über die Entwicklung von Prothallien einheimischer Polypodiaceen. Pflanzenforschung, herausgegeben von KOLKWITZ, H. 8, Jena.

DRAWERT, H., 1937: Das Verhalten der einzelnen Zellbestandteile fixierter pflanzlicher Gewebe gegen saure und basische Farbstoffe bei verschiedener Wasserstoffionenkonzentration. Flora **132**.

— 1938: Protoplasmatische Anatomie des fixierten *Helodea*-Blattes. Protoplasma **29**.

EICHLER, A. W., 1875: Blütendiagramme. Bd. 1. Leipzig.

— 1878: Blütendiagramme. Bd. 2. Leipzig.

ERNOULD, L., 1946: L'autopolyploidie expérim. chez la betterave. Cellule **50**.

ESTEŘÁK, K. B., 1935: Resistenz-Gradienten in *Elodea*-Blättern. Protoplasma **23**.

FLEET, D. S. VAN, 1942 a: The Development and Distribution of the Endodermis and an Associated Oxidase System in Monocotyledonous Plants. Amer. J. Bot. **29**.

— 1942 b: The Significance of Oxidation in the Endodermis. Amer. J. Bot. **29**.

— 1943: The Enzymatic and Vitagen Properties of Unsaturated Fats as they Influence the Differentiation of Certain Plant Tissues. Amer. J. Bot. **30**.

GAHLEN, K., 1934: Beiträge zur Physiologie der Blattzellen von *Helodea canadensis*. Protoplasma **22**.

GERM, H., 1938: Erfahrungen und Untersuchungen bei der Kühllagerung von Speisezwiebeln. Gartenzeitung der Österr. Gartenbauges. in Wien **11**.

GICKLHORN, J., 1927: Über die Entstehung und die Formen lokalisierter Manganspeicherungen bei Wasserpflanzen. Protoplasma **1**.

— 1932: Intrazelluläre Myelinfiguren und ähnliche Bildungen bei der reversiblen Entmischung des Protoplasmas. Protoplasma **15**.

— 1936: Gradienten des Erfrierens von Laubblättern. Protoplasma **26**.

GOEBEL, K., 1932: Organographie der Pflanzen. 3. Aufl. Jena.

GRATZY-WARDENGG, E., 1928: Osmotische Untersuchungen an Farnprothallien. Planta **7**.

GUSTAFSON, F., 1924: Hydrogen-Ion Concentration Gradients in Plants. Amer. J. Bot. **11**.

HÄRTEL, O., 1939: Physiologische Studien an *Hymenophyllaceen* I. Zellphysiologische Untersuchungen. Protoplasma **34**.

— 1940: Physiologische Studien an *Hymenophyllaceen* II. Wasserhaushalt und Resistenz. Protoplasma **34**.

HÖFLER, K., 1928: Über Kappenplasmolyse. Ber. dtsch. bot. Ges. **46**.

— 1930: Das Plasmolyseverhalten der Rotalgen. Z. Bot. **23**.

— 1931: Hypotonietod und osmotische Resistenz einiger Rotalgen. Öst. Bot. Z. **80**.

— 1934 a: Regenerationsvorgänge bei *Griffithsia Schousboei*. Flora (N. F.) **27**.

— 1934 b: Kappenplasmolyse und Salzpermeabilität. Z. Mikrosk. **51**.

— 1936 a: Permeabilitätsunterschiede in verschiedenen Geweben einer Pflanze und ihre vermutlichen Ursachen. Mikrochemie. MOLISCH-Festschr., S. 224.

— 1936 b: Vertragen Rotalgen das Zentrifugieren? Protoplasma **26**.

— 1937: Spezifische Permeabilitätsreihen verschiedener Zellsorten derselben Pflanze. Ber. dtsch. bot. Ges. **55**.

— 1939: Kappenplasmolyse und Ionenantagonismus. Protoplasma **33**.

HOFMEISTER, W., 1868: Allgemeine Morphologie der Gewächse. Leipzig.

HOFMEISTER, L., 1935: Vergleichende Untersuchungen über spezifische Permeabilitätsreihen. Bibliotheca Botanica **113**.

HOUSKA, H., 1939: Zur protoplasmatischen Anatomie der Küchenzwiebel. Öst. bot. Z. **88**.

— 1940: Beiträge zur Kenntnis der Kappenplasmolyse. Zur Ätiologie und protoplasmatischen Anatomie der Kappenplasmolyse bei *Allium cepa*. Protoplasma **36**.

HURCH, H., 1933: Beiträge zur Kenntnis der Permeabilitätsverteilung in den verschiedenen Geweben des Blattes. Beih. Bot. Cbl. **50**.

HUREL-PY, G., 1946: Action du glucose sur la croissance des prothalles des *Gymnogramme calomelanos*, *Nephrolepis cordifolia* et *Asplenium sp.* C. r. Acad. Sci. Paris **222**.

HUXLEY, J. S., 1924: Constant Differential Growth Ratios and Their Significance. Nature **114**.

— and DE BEER, 1934: Elements of Experimental Embryology.

JOHANNES, H., 1939: Beiträge zur Vitalfärbung von Pilzmyzelien I. Flora (N. F.) **34.**
— 1941: Beiträge zur Vitalfärbung von Pilzmyzelien II. Die Inturbanz der Färbung mit Rhodaminen. Protoplasma **36.**

KAISERLEHNER, E., 1939: Über Kappenplasmolyse und Entmischungsvorgänge im Kappenplasma (zugleich ein Beitrag zur Kenntnis der Salznekrose des Cytoplasmas). Protoplasma **33.**

KAUFHOLD, A. W., 1941: Über den Einfluß der täglichen Beleuchtungsdauer und der Lichtintensität auf die Entwicklung einiger Archegoniaten. Beih. Bot. Cbl., Abt. A, **60.**

KLEBS, G., 1893: Über den Einfluß des Lichtes auf die Fortpflanzung der Gewächse. Biol. Zbl. **13.**
— 1917: Zur Entwicklungsphysiologie der Farnprothallien. S.ber. Heidelb. Akad. Wiss., math.-naturw. Kl. B, Teil I, II u. III.

KOBINGER, I., 1953: Die Vernarbungsmembran an plasmolysierten Protoplasten. Phyton **5.**

KRESSIN, G., 1935: Beiträge zur vergleichenden Protoplasmatik der Mooszellen. Diss. Greifswald.

KÜSTER, E., 1923: Über Manganniederschläge auf photosynthetisch tätigen Pflanzenzellen. Z. Mikrosk. **40.**

LAWTON, E., 1932: Regeneration and Induced Polyploidy in Ferns. Amer. J. Bot. **19.**
— 1936: Regeneration and Induced Polyploidy in *Osmunda regalis* and *Cystopteris fragilis.* Amer. J. Bot. **23.**

LILIENSTERN, M., 1935: Altersunterschiede von Zellen einiger Wasserpflanzen in bezug auf ihr Reduktionsvermögen. Protoplasma **23.**

LINSBAUER, K., 1926: Über Regeneration der Farnprothallien und die Frage der „Teilungsstoffe". Biol. Zbl. **46.**

LUND, E. J., 1947: Bioelectric Fields and Growth. Austin, Univ. of Texas Press.
— and W. A. KENYON, 1927: Relation Between Continuous Bioelectric Currents and Cell Respiration I. Electric Correlation Potentials in Growing Root Tips. J. exper. Zool. **48.**

MARKLUND, G., 1936: Vergleichende Permeabilitätsstudien an pflanzlichen Protoplasten. Acta Bot. Fennica **18.**

MEINDL, T., 1934: Weitere Beiträge zur protoplasmatischen Anatomie des *Helodea*-Blattes. Protoplasma **21.**

MEITES, M., 1943: Perméabilité de la feuille isolée d'*Elodea.* Bull. Soc. bot. France **90.**
— 1945: Observations vitales effectuées sur les feuilles d'*Elodea.* Bull. Soc. bot. France. **92.**

MENDER, G., 1938: Protoplasmatische Anatomie des Laubmooses *Bryum capillare* I. Protoplasma **30.**

MISSBACH, G., 1928: Versuche zur Prüfung der Plasmaviskosität. Protoplasma **3.**

MODER, A., 1932: Beiträge zur protoplasmatischen Anatomie des *Helodea*-Blattes. Protoplasma **16.**

MOLISCH, H., 1926: Pflanzenbiologie in Japan auf Grund eigener Beobachtungen. Jena.

NAGAI, I., 1914: Physiologische Untersuchungen an Farnprothallien. Flora **106.**

ORTH, R., 1934: Die Wirkung des Follikelhormons auf die Entwicklung der Pflanze. Z. Bot. **27.**
— 1937: Zur Keimungsphysiologie der Farnsporen in verschiedenen Spektralbezirken. Jb. wiss. Bot. **84.**

PEKAREK, J., 1940: Absolute Viskositätsmessungen mit Hilfe der Brownschen Molekularbewegung. IX. Mitt. Die Viskosität des Protoplasmas bei Kappenplasmolyse. Protoplasma **34.**

PERNER, E. S., 1950: Die intravitale Fluorochromierung junger Blätter von *Helodea densa.* Ein Beitrag zur weiteren Erklärung der entwicklungsphysiologisch bedingten Färbegradienten. Protoplasma **39.**

PIRSON, A., und E. GÖLLNER, 1953: Beobachtungen zur Entwicklungsphysiologie der *Lemna minor* L. Flora **140.**
— und F. SEIDEL, 1950: Untersuchungen an der Wurzel von *Lemna minor* L. Planta **38.**

PRAT, H., 1948: Histo-Physiological Gradients and Plant Organogenesis. Bot. Rev. **14.**
— 1951: Histo-Physiological Gradients and Plant Organogenesis. (Part II.) Bot. Rev. **17.**

PRIESTLEY, J. H., 1928: The Meristematic Tissue of the Plant. Biol. Rev. **3.**
— 1930: Studies in the Physiology of Cambial Activity. New Phytol. **29.**

Ramshorn, K., 1934: Experimentelle Beiträge zur elektrophysiologischen Wachstumstheorie. Planta **22**.

— 1937: Wachstums- und elektrische Potentiale bei *Avena*-Koleoptilen. Planta **27**.

Reuter, L., 1941: Über die Salzresistenz der Epidermiszellen des Blattes von *Pisum sativum*. Ein Beitrag zur protoplasmatischen Anatomie. Protoplasma **35**.

— 1948: Zur protoplasmatischen Anatomie des Keimblattes von *Soja hispida*. Ein Beitrag zur Protoplasmatik ernährungs-physiologisch differenter Zellzustände. Öst. Bot. Z. **95**.

— 1952: A Contribution to the Cell-physiologic Analysis of Growth and Morphogenesis in Fern Prothallia. Protoplasma **42**.

Rubinstein, D. L., und V. Uspenskaja, 1934: Über den isoelektrischen Punkt der pflanzlichen Plasmahaut. Protoplasma **21**.

Ruge, N., 1937: Untersuchungen über den Einfluß des Heteroauxins auf das Streckungswachstum des Hypokotyls von *Helianthus annuus*. Z. Bot. **31**.

— 1938: Untersuchungen über die Änderung der osmotischen Zustandsgrößen und der Membraneigenschaften des Hypokotyls von *Helianthus annuus* beim normalen Streckungswachstum. Planta **27**.

— 1940: Kritische zell- und entwicklungsphysiologische Untersuchungen an den Blattzähnen von *Helodea densa*. Flora **34**.

Sachs, J. v., 1873: Lehrbuch der Botanik. 3. Aufl.

Scheibmair, G., 1937: Hitzeresistenz-Studien an Mooszellen. Protoplasma **29**.

Schleiden, M. J., 1842: Grundzüge der wissenschaftlichen Botanik. Leipzig.

Schmidt, H., 1939: Plasmazustand und Wasserhaushalt bei *Lamium maculatum*. Protoplasma **33**.

Schönleber, K., 1937: Beiträge zur Kenntnis der Manganvererzung der Pflanzenzellmembran. Protoplasma **27**.

Schwantes, H. O., 1952: Färbungsanalytische Untersuchungen zur Lage des isoelektrischen Punktes der Zellbestandteile in wachsenden Zellen und Geweben. Protoplasma **41**.

Seifriz, W., 1923: Observations in the Reaction of Protoplasm to Some Reagents. Annales of Bot. **37**.

Sossountzow, I., 1950 a: Étude du development aseptique sur un milieu à forte concentration en glycocolle d'une colonie prothallienne de *Gymnogramme calomelanos* d'un type aberrant. C. r. Soc. Biol. **144**.

— 1950 b: Le glycocolle comme source d'azote pour la croissance in vitro des prothalles de *Gymnogramme calomelanos*. C. r. Soc. Biol. **144**.

Strugger, S., 1932: Über das Verhalten des pflanzlichen Zellkerns gegenüber Anilinfarbstoffen. Planta **18**.

— 1934: Beiträge zur Physiologie des Wachstums I. Jb. wiss. Bot. **79**.

— 1935: Beiträge zur Gewebephysiologie der Wurzel. Zur Analyse und Methodik der Vitalfärbung pflanzlicher Zellen mit Neutralrot. Protoplasma **24**.

— 1936: Die Vitalfärbung der Chloroplasten mit Rhodaminen. Flora **131**.

— 1937: Die Vitalfärbung als gewebsanalytische Untersuchungsmethode. Arch. exper. Zellforsch. **19**.

— 1938: Über das Verhalten des pflanzlichen Zellkerns gegenüber Anilinfarbstoffen. Planta **18**.

— 1940: Fluoreszenzmikroskopische Untersuchungen über die Aufnahme und Speicherung des Akridinorange durch lebende und tote Pflanzenzellen. Jena. Z. Naturw. **73**.

— 1949: Praktikum der Zell- und Gewebephysiologie der Pflanze. Pflanzenphysiologische Praktika II. 2. Aufl. Berlin.

— 1953: Die Proplastiden in den jungen Blättern von *Agapanthus umbellatus* L'Hérit. Protoplasma **43**.

Thomas, 1939: Electrical Control of Polarity in Plants. Travaux botaniques néerlandais. **36**.

Torriani, C., 1947: Studi sull'anatomia protoplasmatica delle piante. La diversa sensibilità della radice e del fusto agli stimoli la loro diversa partecipazione al ricambio idrico e la struttura del plasma. Volume onoranze al Prof. G. Gola. Lavori di Botanica, Padova.

Troll, W., 1928: Organisation und Gestalt im Bereiche der Blüte.

Umrath, K., und Fr. Weber, 1943: Elektrische Potentiale an durch Colchicin oder Heteroauxin hervorgerufenen Keulenwurzeln. Protoplasma **37**.

Url, W., 1951: Permeabilitätsverteilung in den Zellen des Stengels von *Taraxacum officinale* und anderer krautiger Pflanzen. Protoplasma **40**.

Ursprung, A., 1938: Die Messung der osmotischen Zustandsgrößen pflanzlicher Zellen und Gewebe. Handb. d. biol. Arbeitsmethoden, Abt. XI, **4**, 7.

— und G. Blum, 1923: Zur Kenntnis der Saugkraft. Ber. dtsch. bot. Ges. **41**.

Vlès, F., 1925: Considérations sur le point isoélectrique des ampholytes; leur application à la formation des complexes. Arch. Phys. Biol. **4**.

Wahry, E., 1936: Permeabilitätsstudien an *Hippuris*. Jb. wiss. Bot. **83**.

Weber, Fr., 1925: Physiologische Ungleichheit bei morphologischer Gleichheit. Bot. Z. **74**.

— 1929: Protoplasmatische Pflanzenanatomie. Protoplasma **8**.

— 1930: Harnstoff-Permeabilität ungleich alter *Spirogyra*-Zellen. Protoplasma **12**.

— 1932: Unterschiede in der Säureresistenz der *Helodea*-Blattzellen. Protoplasma **16**.

Weber, R., 1933: Plasmolyse und Vakuolenkontraktion bei *Antithamnion plumula*. Protoplasma **19**.

Yamaha, G., und T. Ishii, 1933: Über die H-Ionenkonzentration und die isoelektrische Reaktion der pflanzlichen Protoplasten, insbesondere des Zellkernes und der Plastiden. Protoplasma **19**.

Zeller, A., 1931: Resistenzversuche an Rotalgen. S.ber. Akad. Wiss. Wien, math.-naturw. Kl., Abt. I, **140**.

C. Rückschau und Ausblick

Die vorliegenden Ausführungen setzten sich zum Ziel, den gegenwärtigen Stand der protoplasmatischen Pflanzenanatomie von dem eingangs erwähnten dreifachen Aspekt, der zellulären, histogenen und organogenen Prozesse, aus darzustellen. Wie eingangs betont wurde und wie aus den angeführten Ergebnissen der protoplasma-anatomischen Untersuchungen, die bis jetzt vorliegen, hervorgeht, finden sich auf dem Gebiet dieses relativ jungen Forschungszweiges zahlreiche Lücken, und eine kausale Verknüpfung der gefundenen Ergebnisse ist vielfach bis jetzt noch nicht möglich. Die weitere Entwicklung der protoplasmatischen Pflanzenanatomie ist an ein weiteres Erkennen und Eindringen in die morphologisch-physiologischen Einheiten sowohl der submikroskopischen und der mikroskopischen wie auch der makroskopischen Integrationsstufen des lebenden pflanzlichen Organismus geknüpft. Von den zellulären Prozessen verdienen, wie oben hervorgehoben wurde, besonderes Interesse die Prozesse des Stoffwechsels im weitesten Sinne, der Entwicklung und der Ausbildung einer Zellpolarität. Die histogenen Prozesse stellen eine Verbindung her zu der Frage nach der Differenzierung der lebenden Protoplaste auf eine bestimmte Funktion hin, ebenso wie ihre Abkunft von bestimmten embryonalen Geweben. Die Betrachtung der Organe zwingt uns schließlich dazu, den Versuch zu machen, eine Beziehung herzustellen zwischen den nachgewiesenen Gradienten und den gestaltlichen Eigenschaften des gesamten betreffenden Organs.

Wenn die protoplasmatische Pflanzenanatomie auch eine getrennte Charakterisierung der angeführten drei Teilprozesse anstrebt, so wird sie sich trotzdem stets bewußt bleiben müssen, daß eines der Hauptprobleme ihrer Forschungsrichtung die Frage ist, in welcher Art diese Prozesse im lebenden vielzelligen Organismus miteinander verknüpft und verwoben sind. Zur Klärung dieser Frage werden wohl, wie schon Weber (1929) anläßlich seiner programmatischen Darstellung der Ziele und Wege der protoplasmatischen Pflanzenanatomie ausführte, in erster Linie entwicklungsphysiologische Fragen beitragen können. Von Fragen, die in diesem Zusammenhang vor allem Beachtung verdienen, seien die folgenden herausgegriffen:

1. Der normale Entwicklungsprozeß

Daß eine Polarität des lebenden Zellinhaltes an dazu besonders geeigneten Objekten, wie etwa keimenden Sporen, durch bestimmte äußere Faktoren, wie Licht oder Schwerkraft, induziert werden kann, steht fest. Die protoplasmatische Pflanzenanatomie wird es nun weitgehend interessieren, ob eine solche offenbar in der submikroskopischen Struktur der Zelle festgelegte Polarität sich im Laufe der weiteren Entwicklung tatsächlich in dem Sinne äußert, daß die neugebildete Zellwand eine genau definierte Lage zu der Polaritätsachse der sich teilenden Zelle einnimmt, eine Beziehung, wie sie etwa in dem Gesetz der Zellteilung von SACHS (1878, 1893) zum Ausdruck kommt, der die Ansicht vertritt, daß die Teilungswand einer Zelle rechtwinkelig auf der Richtung des vorhergegangenen stärksten Wachstums steht, eine Feststellung, die auch REUTER (1952) bei der Entwicklung von Farnprothallien machen konnte. BLOCH (1941, 1952) betont anläßlich seiner Untersuchungen über den Prozeß der Wundheilung bei höheren Pflanzen gleichfalls die Bedeutung der Orientierung der neugebildeten Zellwände zu einem bestimmten, durch die Verletzung ausgelösten Gefälle, eine Ansicht, die auch von BÜNNING (1951) auf Grund seiner Untersuchungen über die Differenzierungsvorgänge in der Cruciferenwurzel geäußert wurde. Durch die Aufdeckung einer solchen Gesetzmäßigkeit wäre eine Überbrückung der Kluft zwischen einerseits submikroskopischem und andererseits mikroskopischem Bereich angebahnt. ZIEGENSPECK (1942) hat durch seine Untersuchungen über die Beziehungen zwischen Lage und Teilungsfigur der Kerne und des Protoplasmas einerseits und der Wandmicellierung andererseits einen wertvollen Beitrag zu dieser Frage geliefert.

2. Der abnormale Entwicklungsprozeß

Ein weiteres Problem, an dem die protoplasmatische Pflanzenanatomie in Zukunft den regsten Anteil nehmen wird, wird wohl die Frage der Formbildung unter abgeänderten Außenbedingungen sein. Die Versuche von UMRATH (1948), WENCK (1952) u. a. sprechen dafür, daß vor allem die Wuchsstoffkonzentration dadurch, daß sie die einzelnen Zellen eines Organs wie etwa eines Blattes verschieden beeinflußt, auch auf die Formbildung Einfluß nimmt. Der Rhythmus zwischen Zellteilung und Streckung ist es ja vor allem, der die Formbildung eines Organs modifikativ beeinflussen kann. Die Auffassung, daß bei Blättern Wuchsstoffe das Wachstum der Nervatur und der Lamina verschieden beeinflussen, wurde von verschiedener Seite geäußert. Über die Art dieser Beeinflussung gehen jedoch die Meinungen noch auseinander. Während AVERY (1935) die Auffassung vertritt, daß die Wuchsstoffe das Wachstum der Nervatur fördern.

nicht aber die Spreitenausbreitung, stehen LAIBACH und MAI (1936) auf dem Standpunkt, daß Wuchsstoff das Nervenwachstum unterdrückt. WENCK (1952) erklärt die Unstimmigkeiten dieser Ergebnisse durch die Feststellung, daß der Umschlagspunkt zwischen fördernder und hemmender Wirkung des Wuchsstoffes für das Gewebe der Blattlamina bei einer niedrigeren Konzentration liegt als für die grobe Nervatur. Vom Standpunkt der entwicklungsphysiologischen Seite der protoplasmatischen Pflanzenanatomie wäre auch hier eine genaue Untersuchung der Frage von Interesse, inwieweit die verschiedentlich reagierenden Zellen eine Orientierung ihrer Zellwände zu den Achsen der innerhalb des gesamten Organs nachgewiesenen zellphysiologischen Gradienten erkennen lassen. Was die Frage nach solchen Gesetzmäßigkeiten betrifft, denen die Orientierung der Zellwände unterliegt, verdienen besonderes Interesse die Untersuchungen jüngeren Datums über die Ausbildung des Spaltöffnungsmusters in der Blattepidermis und deren Beeinflussung durch verschiedene Faktoren (BÜNNING 1948, BÜNNING und SAGROMSKY 1948, KENDA und WEBER 1950, KROPFITSCH 1951 a, b, WEBER und KENDA 1951, DIANNELIDIS und UMRATH 1952, WEBER und THALER 1952 u. a.). Auch die Frage der formativen Veränderungen infolge eines Etiolements wäre in diesem Zusammenhang einer näheren Untersuchung vom protoplasma-anatomischen Standpunkt aus wert.

3. Der Regenerationsprozeß

Im Zusammenhang mit den Regenerationserscheinungen wird neuerdings die Frage der Stellung der Einzelzelle innerhalb eines vielzelligen Organismus angeschnitten. Wie schon eingangs erwähnt wurde, werden von verschiedenen Seiten die Plasmodesmen als die Bahnen der Vereinheitlichungsmechanismen angesehen, die die einzelnen Zellen zu Geweben bzw. Organen zusammenschließen. Die Ergebnisse der protoplasma-anatomischen Untersuchungen legen den Gedanken nahe, daß auf dem Wege über die Plasmodesmen die zellphysiologischen Gradienten, wie sie in Blatt, Stamm und Wurzel nachgewiesen werden konnten, sich von Zelle zu Zelle kontinuierlich fortsetzen. Treten Zellen mit besonderer Funktion, wie etwa die Schließzellen oder die Trichome im Hautgewebe, auf, dann läßt sich einerseits vermuten, daß sie mit den übrigen Epidermiszellen nicht durch Plasmodesmen verbunden sind (SHEFFIELD 1936) und so ihre protoplasmaphysiologische Eigenart besonders entfalten können, wie im Falle der Schließzellen, oder daß sie — wie bei den Trichomen — schon durch ihre Topographie gewissermaßen aus dem Korrelationsfeld des gesamten Gewebes bis zu einem gewissen Grade herausgehalten sind und dadurch zu einer selbständigeren Stellung gelangen. Protoplasma-physiologische Untersuchungen, die von den verschiedensten Seiten durchgeführt wurden, haben gezeigt, daß zwischen embryonalen Zellen einerseits und ausdifferenzierten Zellen andererseits weitgehende Unterschiede im Bereiche der submikroskopischen Dimensionen bestehen. GOEBEL (1902) hat die Ansicht geäußert, daß das Wesen der fortschreitenden Differenzierung darin zu sehen ist, daß die somatischen Zellen embryonale Zellen sind, die in einem gewissen Sinne inkrustiert sind, d. h. daß sie zusätzliche Eigenschaften erworben haben, die ihnen ihren charakteristischen Stempel aufdrücken. Die Abnahme der Entwicklungsfähigkeit beruht nach dieser Auffassung von GOEBEL (1902) nicht auf einer vollkommenen Aufhebung dieser Fähigkeit, sondern auf ihrem Latentwerden. Ein wichtiger Punkt zukünftiger protoplasma-anatomischer Untersuchungen wird die Frage sein, ob sich nach Verletzungen in den sogenannten „amphinekrotischen" Zellen (MODER 1932, MENDER 1938 u. a.), bevor sie zu regenerativen Prozessen schreiten, bestimmt orientierte Polaritätseigenschaften als Folge der Unterbrechung des Korrelationsfeldes des gesamten Organs feststellen lassen, die als Voraussetzung für die Bildung neuer Zellwände anzusehen wären. Auch die Frage, welche Unterschiede in der Reaktion auf äußere Einwirkungen hin zwischen embryonalen Zellen und „inkrustierten" Zellen im Sinne von GOEBEL (1902) bestehen, scheint von Wichtigkeit, da auf Grund der Versuche von REUTER (1952) an Farnprothallien mit der Möglichkeit zu rechnen ist, daß die embryonalen Zellen eine erhöhte Neigung zur Ausbildung von zellulären Gradienten auf äußere Reize hin zeigen könnten, während inkrustierte Zellen dazu nicht mehr befähigt sind.

Die angeführten drei Fragenkomplexe mögen genügen, um aufzuzeigen, wie wesentlich es für die Weiterentwicklung der protoplasmatischen Pflanzenanatomie in der Zukunft sein wird, auch noch weitere Gebiete der wissenschaftlichen Botanik, wie etwa die Entwicklungsphysiologie, in den Kreis ihrer Betrachtungen zu ziehen.

Literatur

AVERY, G. S., 1935: Bull. Torrey Bot. Club **62**.

BLOCH, R., 1941: Wound Healing in Higher Plants. Bot. Rev. **7**.
— 1952: Wound Healing in Higher Plants II. Bot. Rev. **18**.

BÜNNING, E., 1948: Die Bildung des Spaltöffnungsmusters in der Blattepidermis. Z. Naturforsch. **3 b**.
— 1951: Über die Differenzierungsvorgänge in der Cruciferenwurzel. Planta **39**.
— und H. SAGROMSKY, 1948: Die Bildung des Spaltöffnungsmusters in der Epidermis. Z. Naturforsch. **3 b**.

DIANNELIDIS, TH., und K. UMRATH, 1952: Vitamin-Gehalt und Spaltöffnungszahl von Blättern. Z. Bot. **40**.

GOEBEL, K., 1902: Über Regeneration im Pflanzenreich. Biol. Cbl. **22**.

KENDA, G., und FR. WEBER, 1950: Stomata-Zahl vergrünter *Verbascum-Blattaria*-Kronblätter. Öst. Bot. Z. **97**.

KROPFITSCH, M., 1951 a: Apfelgas-Wirkung auf Stomatazahl. Protoplasma **40**.
— 1951 b: UV-Bestrahlung und Stomatazahl. Protoplasma **40**.

LAIBACH, F., und G. MAI, 1936: Über die künstliche Erzeugung von Bildungsabweichungen bei Pflanzen. Roux. Arch. Entw. mechan. **134**.

MENDER, G., 1938: Protoplasmatische Anatomie des Laubmooses *Bryum capillare* I. Protoplasma **30**.

MODER, A., 1932: Beiträge zur protoplasmatischen Anatomie des *Helodea*-Blattes. Protoplasma **16**.

REUTER, L., 1952: A Contribution to the Cell-physiologic Analysis of Growth and Morphogenesis in Fern Prothallia. Protoplasma **42**.

SACHS, J. v., 1878: Über die Anordnung der Zellen in jüngsten Pflanzenteilen. S.ber. phys. med. Ges. Würzburg, N. F. Bd. **11**.
— 1893: Gesammelte Abhandlungen. Leipzig.

SHEFFIELD, F. M. L., 1936: The Role of Plasmodesms in the Translocation of Viruses. Ann. Appl. Biol. **23**.

UMRATH, K., 1948: Dornenbildung, Blattform und Blütenbildung in Abhängigkeit von Wuchsstoff und korrelativer Hemmung. Planta **36**.

WEBER, FR., 1929: Protoplasmatische Pflanzenanatomie. Protoplasma **8**.

— und G. KENDA, 1951: Stomata am *Tropaeolum*-Schlauchblatt. Phyton **4**.

— und I. THALER, 1952: Stomata-Zahl der Hochblätter von *Poinsettia*. Öst. Bot. Z. **99**.

WENCK, 1952: Die Wirkung von Wuchs- und Hemmstoffen auf die Blattform. Z. Bot. **40**.

ZIEGENSPECK, H., 1942: Beziehungen zwischen Lage und Teilungsfigur der Kerne und des Protoplasmas einerseits und Wandmycellierung andererseits. Dargestellt an Rippenmeristemen und Spaltöffnungsapparaten. Protoplasma **36**.

Namenverzeichnis

Verzeichnis der Pflanzennamen